W0406878

Es gibt kein Verbrechen, keinen Kniff, keinen Trick, keinen Schwindel, kein Laster, das nicht von Geheimhaltung lebt. Bringt diese Heimlichkeiten ans Tageslicht, beschwärzt sie, macht sie vor aller Augen lächerlich und früher oder später wird die öffentliche Meinung sie hinwegwerfen. Bekanntmachung allein genügt vielleicht nicht; aber es ist das einzige Mittel ohne das alle anderen versagen.

Josef Pullitzer

Im gleichen Verlag sind zum Thema Impfungen erschienen (Stand August 2000):

F. und S. Delarue: Impfungen – der unglaubliche Irrtum
Impfungen und Impfschäden aus bakteriologischer und virologischer Sicht. Impfungen und neurolog. Schäden, AIDS, Krebs, Hirnschäden, Multiple Sklerose, Plötzlicher Kindstod, genetische Schäden. Impfungen bei Tieren. 7. Auflage.

S. Delarue: Impfschutz – Irrtum oder Lüge?
Weltweite Protokolle der Impfungen und Verläufe von Seuchen vor, während und nach Absetzen der Massenimpfungen. 3. Auflage.

H. L. Coulter: Impfungen – der Großangriff auf Gehirn und Seele
Impfschäden durch Kinderimpfungen. U.a. Autismus, Minimalhirnschaden, Entwicklungsstörungen, Hyperaktivität, Lernbehinderungen, Allergien. 4. Auflage 2000.

J.-F. Grätz: Sind Impfungen sinnvoll?
Ein Ratgeber aus der homöopathische Impfungn Praxis. Incl. Schutz durch Homöopathie und Behandlung von Impfschäden. 5. Auflage.

Gg. Kneißl: Impfratgeber aus ganzheitlicher Sicht
Schulmedizin – Naturheilkunde einschl. Homöopathie und TCM (Traditionelle Chinesische Medizin). Neu August 2000.

V. Scheibner: Impfungen: Immunschwäche und Plötzlicher Kindstod
100 Jahre Impfforschung und Impferfahrung (aus 30 000 Seiten med. Fachliteratur zusammengefasst). U. a. Impfungen und Angriff auf das Immunsystem. Plötzlicher Kindstod. Kurz- und langfristige Nebenwirkungen. Schützen Impfungen? Angst machen und Einschüchterung. Neu August 2000.

H. Ruesch: Die Pharma-Story – der große Schwindel
Methoden, Mittel und Wege des Pharma-Medizin-Vivisektions-Syndikats, zu Macht, Geld und Beherrschung der Presse und Patienten zu kommen. Harte Fakten, Dokumente und Enthüllungen, incl. Zensur der Nachrichtendienste, Ausbeutung der Patienten und armen Länder der Dritten Welt. 6. Auflage.

Dr. med. Georg Kneißl

Impfratgeber aus ganzheitlicher Sicht

Schulmedizin – Naturheilkunde – [Homöopathie und Traditionelle Chinesische Medizin (TCM)]

HIRTHAMMER

Mein besonderer Dank gilt Herrn Dr. Gerhard Buchwald für die großzügige Überlassung von Grafiken und neuesten statistischen Daten.

ISBN 3–88721–165-0
2000 © F. Hirthammer Verlag GmbH
Frankfurter Ring 247, D - 80807 München
Tel. 089/323 33 60, Fax 089/324 17 28

Alle Rechte vorbehalten, insbesondere das der Vervielfältigung, der Verbreitung sowie der Übersetzung. Ohne schriftliche Genehmigung des Verlages ist es nicht gestattet, das Buch oder Teile davon in irgendeiner Form zu reproduzieren.

Meinen schon in meiner frühen Kindheit verstorbenen Eltern,
meiner lieben Frau Andrea
und meinem Sohn Daniel gewidmet.

Hinweis des Autors

Die Schulmedizin wie auch die Naturheilkunde ist ständigen Entwicklungen unterworfen. Forschung und klinische Erfahrung erweitern ständig unsere Erkenntnisse.

Bei den in diesem Buch gegebenen Empfehlungen auf Handhabung von Impfungen, Indikationen und Kontraindikationen, aber auch im Hinblick auf Dosierungen oder Einnahmerichtlinien, darf der Leser darauf vertrauen, dass der Autor größte Sorgfalt darauf verwendet hat, die Angaben dem neuesten Wissensstand angepasst zu haben. Es kann jedoch keine Gewähr übernommen werden.

Viele Empfehlungen zur Handhabung einzelner Impfungen entsprechen *nicht* der gängigen *schulmedizinischen Meinung* und *schulmedizinisch üblichem Handeln*. Sie entspringen vielmehr langer und reichlicher Erfahrung mit der naturheilkundlich ärztlichen Diagnose, Therapie und Heilung vieler Tausender von chronisch kranken Patienten und Kindern sowie aus der Diskussion mit zahlreichen ähnlich arbeitenden Kollegen. Ausgehend vom üblichen Impfkonzept wende ich seit Jahren andere, wie die hier aufgezeigten Alternativen, an und möchte diese den nach *eigenen* Entscheidungen suchenden Eltern an die Hand geben. Darüber hinaus bitte ich Kollegen, sich mit den dargestellten naturheilkundlichen Diagnose- und Therapieverfahren näher auseinander zu setzen, um – der besseren Gesundheit unserer Patienten und Kinder willen – einige übliche und gängige Vorgehensweisen in der Schulmedizin und in Bezug auf die gehandhabte Impfstrategie zu überdenken.

Die Empfehlungen haben darüber hinaus keine Allgemeingültigkeit! Es muss stets im individuellen Falle und in Absprache mit dem eigenen behandelnden Arzt entschieden werden!

Verlag und Autor übernehmen keinerlei Haftung für Schäden, die sich durch Anwendung der dargestellten Behandlungsmethoden oder Rezepturen ergeben.

Dieses Buch versteht sich nicht als Aufruf, Ihre Kinder nicht zu schützen! Es soll nicht gegen Impfungen mobil machen! Es soll vielmehr zur Diskussion anregen, dass es andere, bessere, sanftere und natürlichere Wege gibt, unsere Kinder optimal vor gefährlichen Krankheiten zu bewahren.

Die Aussagen wurden mit bestem Wissen und Gewissen, immer im Hinblick auf das Wohl unserer Patienten, gemacht.

Jeder Benutzer ist angehalten, sämtliche Argumente, Impfempfehlungen, Indikationen und Kontraindikationen, Angaben über Dosierungsanweisungen und Einnahmeformen sorgfältig zu prüfen. Dies beinhaltet auch die sorgfältige Prüfung der Beipackzettel der verwendeten Präparate und gegebenenfalls die Befragung von weiteren Spezialisten und das Studium weiterer Fachliteratur, um festzustellen, ob die Empfehlungen für Impfungen, Dosierungen oder die Beachtung von Indikationen und Kontraindikationen gegenüber den Angaben in diesem Werk abweichen.

Alle LeserInnen und KollegInnen werden herzlichst gebeten, Ungenauigkeiten in Text und Inhalt sowie eigene Meinungen und Erfahrungen zu Impfungen und Impfproblemen mitzuteilen.

Grundsätzlich kann und soll dieses Werk das Gespräch und die Diskussion mit Ihrem Arzt nicht ersetzen. Es möge Ihnen nur Argumente an die Hand geben, die Ihre möglicherweise kritische Haltung zur *undifferenzierten* Handhabung der Impfungen bei Ihrem Säugling und Ihren Kindern stärken mögen.

Dr. med. Georg Kneißl
Prakt. Arzt – Naturheilverfahren
Mozartstr. 19
84539 Zangberg
Zangberg, im Mai 2000

Inhaltsübersicht

Vorwort

Dieses Buch entstand aus den Bedürfnissen der Praxis. Immer zahlreicher werden die schwierigen und kritischen Fragen und Überlegungen, die mit dem Thema „Impfen" und „Impfentscheidungen" verbunden sind. Immer mehr Eltern wollen umfassende Aufklärung. Kaum ein Arzt nimmt sich dafür ausreichend Zeit. Dieses Buch soll wichtige und besonders häufige Fragen und vor allem von *allen* Seiten

- auf der einen Seite die gängige Meinung der Schulmedizin mit ihrer Forderung nach konsequenter Umsetzung der öffentlichen Impfempfehlungen,
- auf der anderen Seite die Sicht der Impfkritiker, die meist aus dem Lager der homöopathisch oder naturheilkundlich behandelnden Therapeuten, zunehmend jedoch auch von immer mehr Wissenschaftlern entspringen –

erschöpfend beantworten. Am leichtesten findet der Ratsuchende die für ihn richtigen Antworten durch Bewertung einer *Gesamtschau*, unter Berücksichtigung der Erkenntnisse beider Lager: Dabei dürfte nur der *naturheilkundlich arbeitende Arzt*, der aufgrund seiner Ausbildung, Qualifikation und Erfahrung in der Lage ist, *beide* Ansichten zu bewerten und zu integrieren, in der Lage sein, eine solide, von Polemik befreite Gesamtdarstellung abzugeben.

Auf dem Weg zu einer Entscheidung, wie wir mit Impfungen umgehen wollen, werden wir stets von dem Wunsch geleitet, für unsere Kinder das Beste zu tun. Eine genaue Unterscheidung der verschiedenen Möglichkeiten, des Nutzens, der Gefahren und der Alternativen für die Situation des Impflings ist aber Voraussetzung dafür, eine (richtige) Entscheidung zu treffen.

Die Entscheidung, ob oder wie geimpft werden soll, beruht immer auf einer Abwägung der jeweiligen Risiken. Dem Risiko, eine bestimmten Erkrankung zu erleiden und einen Folgeschaden davonzutragen oder gar daran zu versterben, steht das Risiko, durch die Impfung einen Schaden zu erleiden, gegenüber.

Dieses Buch soll die wichtigsten **schulmedizinischen Argumente** für eine Impfung den **kritischen und aus langen Erfahrungen in der naturheilkundlichen Praxis** gewonnenen Ansichten gegenüberstellen und somit zu einer differenzierten Impfentscheidung verhelfen. Jedoch soll dem Leser stets bewusst sein, dass unser Leben, und so wird es immer bleiben, *immer mit einem gewissen Risiko* verbunden ist.

Ich habe versucht, das Problem einzukreisen, ausgehend von der Darstellung der scheinbar stets schlüssigen Argumente unserer schulmedizinischen Meinung zu den Impfungen, über das Zusammentragen der kritischen Meinungen zum Impfansatz, zum Nutzen und Schutz der Impfungen und der Sicherheit des Impfstoffes, bis hin zu meinen eigenen (neuen) Untersuchungen und langjährigen Erfahrungen mit Impfungen, Impfproblematik und der Rolle der Impfungen in der Entstehung chronischer Erkrankungen.

Nur wer sich richtig informiert, kann die richtige Antwort für seine Impfentscheidung treffen.

1 Sollen unsere Kinder weiterhin geimpft werden?

Genau wie H. C. Coulter (9) in seinem Buch – *„Impfungen, der Großangriff auf Gehirn und Seele"* – wollte ich den Satz von Josef Pullitzer meinem Impfratgeber auf S. 1 voranstellen.

1.1 Öffentliche Stellen und Medien mahnen zu Impfungen

„Schlucken ist süß – Polio ist bitter – Wollen sie es verantworten, dass Ihr Kind sein ganzes Leben gelähmt ist?"

Mit diesen oder ähnlichen Sätzen versuchen Ärzteschaft, Krankenkassen, Apotheker, Gesundheitsbehörden die zunehmende Impfmüdigkeit der Bundesbürger zu überwinden. Einer der Gründe für diese Impfmüdigkeit ist, dass sich heute junge Eltern mit dem Thema „Impfungen und Impfproblematik" intensiv beschäftigen und immer wieder ist in unseren Praxen zu sehen, dass aufgeklärte Mütter und Väter sich dem Impfzwang entziehen.

Wir sehen aber gleichzeitig ein erhebliches Informationsdefizit bezüglich der Impfungen seitens der Eltern und auch der Therapeuten. In großen Werbekampagnen in allen Medien (Fernsehen, Rundfunk, in einschlägigen Elternzeitschriften und Pharmaartikeln) sowie von Seiten sämtlicher schulmedizinischer Kollegen wird versucht, Impfungen zu verharmlosen, aber es dringen zunehmend Stimmen, Berichte oder Bücher mit einer Warnung vor Gefahren der Impfungen durch.

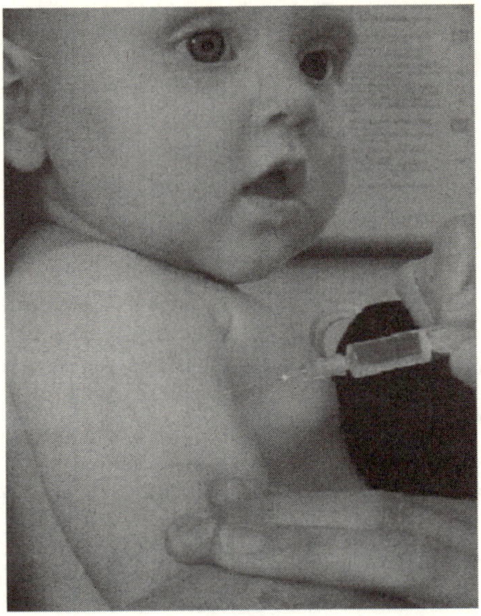

Abb. 1.1: Impfungen – Ein Fluch oder Segen?

1.2 Zunehmend tauchen kritische Fragen auf

Immer mehr verantwortungsbewusste Eltern lassen es nicht zu, durch die zahllosen öffentlichen Impf-Broschüren und Faltblätter „zugeschüttet“ zu werden und suchen Antwort auf die im Impfzusammenhang eigentlich heute naheliegendsten Fragen wie z. B.:

- *Kann man ein Kind gesund machen, indem man es durch Impfungen krank macht?*
- *Unsere heutigen Kinder bekommen praktisch kaum noch eine der klassischen Kinder- und andere Infektionskrankheiten. Warum aber sind sie nicht wirklich gesünder, sondern insgesamt eher kränklich und anfälliger als vor 40 Jahren?*

- *Warum soll ich mein Kind schon im Alter von zwölf Wochen gegen Kinderlähmung impfen, wenn die in den letzten zwanzig Jahren in Deutschland dokumentierten Fälle ausschließlich durch die Impfung selbst und keiner durch Wildviren hervorgerufen wurde?*
- *Warum ebenfalls schon mit gerade drei Monaten gegen Hepatitis B impfen, wenn der Hauptübertragungsweg in Deutschland Geschlechtsverkehr ist?*
- *Warum muss ich meinen Sohn gegen Röteln impfen, zumal ja nur Mädchen dann in der Schwangerschaft wegen der Gefahr der Rötelnembryopathie betroffen sind?*
- *Warum meine Tochter schon mit 15 Monaten und dann bis zur Pubertät dreimal impfen – statt einmal vor der Pubertät, wenn sie bis dahin keine Röteln gehabt hat?*
- *Wie kann sich mein Kind denn in den ersten sechs Lebensmonaten in Deutschland überhaupt mit Wundstarrkrampf infizieren?*

Glücklicherweise nehmen auch immer mehr Kinderärzte eine differenzierte Haltung gegen die herkömmlichen Impfgepflogenheiten ein.

Bestimmte Impfungen werden von den Gesundheitsämtern (plötzlich) nicht mehr empfohlen!?

Wie sollen sich junge Eltern nun angesichts der gegensätzlichen Haltungen verhalten?

Ist Impfen absolut wichtig?
Ist Impfen nützlich?
Schützen Impfungen überhaupt?
Gibt es Alternativen?

1.3 Wichtig ist die Betrachtung und Bewertung beider Lager – Impfgegner und Befürworter

In dieser Abhandlung wird ein Versuch gemacht, beide Seiten, Gegner und Befürworter der Impfungen, distanziert[1] und kritisch zu betrachten, so dass die betroffenen Eltern die Möglichkeit haben, sich *unvoreingenommen* mit dieser schwierigen Thematik zu befassen und so *Selbstverantwortung* für eine Entscheidung übernehmen können. Diese Entscheidung kann ihnen kein Arzt abnehmen; seine Aufgabe ist es, sie umfassend über Nutzen und Risiken des Impfvorganges zu beraten. Und eine Entscheidung ohne Alternative ist nur eine halbe Entscheidung. Deshalb soll der Beleuchtung von Alternativen ein großer Platz eingeräumt werden.

Daneben wird versucht *Impfungen* und mögliche *Impfschäden* im Gesamtkonzept der Entstehung von chronischen Erkrankungen darzustellen.

Vor allem wollen wir unsere Kinder vor drohendem Unheil schützen. Gegen diese seit Urzeiten in uns wohnende Angst, die dazu geführt hat, jeden nur erdenklichen Versuch zu unternehmen, eine Krankheit zu verhindern, bietet man uns nun die Impfung als „höchst effektive Maßnahme" an. Aber wir wissen:

Angst ist ein schlechter Ratgeber!

Nichtsdestoweniger wird sie von allen Seiten geschürt: Das Nichtimpfen wird einerseits als „Verletzung elterlicher Sorgepflicht" oder gar im Erkrankungsfalle als „fahrlässige Körperverletzung" bezeichnet[2] und andererseits wird von „katastrophalen Nebenwirkungen" und „schweren Impfschäden" ge-

---

[1] Doch je mehr man sich in dieses Thema einarbeitet, umso schneller verliert man die Distanz, weil es nicht ausbleibt, von Zweifeln über unser Impfkonzept überhäuft zu werden.

[2] Juristisch gesehen nicht haltbar

sprochen, die häufiger sein sollen, als öffentlich bekanntgegeben.

Beginnt man aber, den Fragen auf den Grund zu gehen, wird man sehr schnell feststellen, dass es in diesem Fall keine einfachen Antworten gibt. So bleibt nichts anderes übrig, als alle verfügbaren Informationen zu sammeln, sie zu prüfen und jeden Aspekt individuell abzuwägen, denn für ein verantwortungsbewusstes Handeln ist ein ausreichender Kenntnisstand erforderlich (16).

1.4 Der angebliche Segen unserer Impfungen

Durch die sonst einheitliche Darstellung in den üblichen Impfratgebern muss der Mensch als Mitglied dieser modernen und reichen Gesellschaft den Eindruck gewinnen, mit den Impfmaßnahmen an dem Segen dieser Medizin teilhaben zu können. Er erfährt, dass die **Impfungen**[1]

- die großen *Seuchen* der Vergangenheit *zurückgedrängt* haben sollen.
- den Kindern *Schutz* geben würden.
- *natürlich* seien, weil sie in abgeschwächter Weise die Abwehr im Körper auf Gefahren vorbereiten, die eigentliche Krankheit nachahmen und sie dadurch verhindern.
- *sehr gut verträglich*, d.h. nebenwirkungsarm seien: In Deutschland seien von 1971–1990 nur 902 Impfschäden bei den Gesundheitsämtern registriert worden, denen Millionen von verhinderten Krankheiten gegenüberstünden.
- *billig* seien im Gegensatz zu den Kosten, die durch die verhinderten Erkrankungsfälle verursacht worden wären.

---

[1] In Anlehnung an Dr. Graf (13)

- *sozial* seien, weil jeder, der daran teilnimmt, dazu beiträgt, die Rückkehr von Seuchen zu verhindern und so den Nachbarn mitschützt.
- den *Fortschritt schlechthin* bedeuten. Denn den zähen Kampf um einen Impfstoff gegen Aids, Malaria, Scharlach oder BSE verfolgt die gesamte Mediengesellschaft fast täglich über die Nachrichten.
- als die *(eigentlich) einzige wirksame Vorsorge* angepriesen werden. Weise Professoren (STIKO = Ständige Impfkommission) sind die medizinisch kompetenten Stimmen in Deutschland, auf die sich alle im Impfgeschäft Beteiligten berufen.

Es kann hier praktisch kein *Zweifel für den Laien* aufkommen. Er kann (und soll) auch gar nicht die komplizierten Sachverhalte bei Impfungen verstehen.

Was hier medizinisch gut und Vorsorge für ihn ist, wird ihm abgenommen und wurde längst entschieden. Es braucht dann nur noch etwas Druck, um Eltern mit in das Impfprogramm einzubeziehen.

1.5 Impfungen – eine selbstverständliche Notwendigkeit, eine Pflicht – und ohne kritische Hinterfragung?

Bereits seit einigen Generationen und auch weiterhin werden wie selbstverständlich die *Impftermine anerzogen.* Die Eltern und vor allem unsere Omas mahnen ihre Töchter, sobald diese ein Kind bekommen haben, ob sie denn schon bald zur Impfung gingen!

Wir leben heute noch in dem Bewusstsein der gesetzlichen Pockenimpfungspflicht (2. und 12. Lebensjahr; die zwei länglichen Narben am Oberarm weisen darauf hin). Sie wurde schon 1874 von Bismarck eingeführt und erst 1976 abgeschafft. Seitdem gibt es weder einen gesetzlichen Zwang noch Vorschriften in Deutschland zur Teilnahme an Impfungen (anders z.B. in Italien). (13)

Die Impfungen sind allesamt freiwillig!! Es gibt keine Pflichtimpfung!!

Hierzu bemerkt Dr. Graf (13) sehr treffend:

„Trotzdem *drängt* der Kinderarzt schon eine *Woche nach der Geburt* die überforderte Mutter, ihr Kind gegen Tuberkulose (BCG) impfen zu lassen." Besonders gefährlich sei es, wenn der Opa einen chronischen Husten habe oder das Kind früh in einer Gemeinschaftsförderung (Krabbelstube o.ä.) untergebracht werden müsse. Die Ansteckungsgefahr sei dann sehr groß.

In den regelmäßigen *Vorsorgeuntersuchungen* (U1–U9) mit ausgehändigtem gelben Kinderbegleitheft werden die Mütter zu regelmäßigen Arztbesuchen *gemahnt*, in denen die Impfungen dann gleich mitgemacht werden. Zeit für ausführliche Erklärungen bleibt oft nicht. Die Impflücken, übersehene Impfungen und Auffrischimpfungen können bequem ausgemerzt und erneuert werden. Plakate in den Wartezimmern der Ärzte sowie gute Ratschläge in diversen Fach- und Elternzeitschriften und Fernsehsendungen führen die *Notwendigkeit der Impfmaßnahmen* den Eltern immer wieder vor Augen.

Beim *Eintritt in den Kindergarten* schließlich muss vorher eine ärztliche Bescheinigung eingeholt werden, dass das Kind frei ist von ansteckenden Krankheiten, für andere keine Gefahr bedeutet und durchgeimpft ist. Das Gesundheitsamt überprüft dann *bei der Einschulung* den Impfstatus und frischt gegebenenfalls auf bzw. leitet sofort zum *Kinderarzt* weiter. Der *Schularzt* kommt öfter und kontrolliert den Impfpass. Weitere Impfkontrollen werden dann beim *Eintritt in die Lehre* oder *in die Bundeswehr* vorgenommen.

„Die Freiwilligkeit wird zur planmäßigen **Nötigung**, Kritik wird bagatellisiert, Reaktionen auf Impfungen seien zufällige Zweiterkrankungen, die in keinem Zusammenhang stehen, und Impfgegner werden als abenteuerliche Exoten, nichtwissende Ignoranten oder gemeingefährliche Kollaborateure gedemütigt."

Vereinzelte Stimmen betroffener Eltern von impfgeschädigten Kindern aus den Selbsthilfegruppen oder aus „Alternativkreisen" werden abgewürgt. Diese Einzelfälle lassen sich angeblich nie auf die Ganzheit übertragen. Notfalls helfen hierbei Schilderungen und Bilder von den schrecklichen Krankheiten (Kinderlähmung, Masern, Hirnhautentzündung), die vor Einführung der Impfungen gesehen wurden. Die so eingeschüchterten und verängstigten Eltern sind dankbar und willigen gerne ein – und –

„Wer sich nicht impfen lässt, muss sich einen neuen Kinderarzt suchen!"

1.6 Gefahr durch Überimpfung und Impfkrankheiten

Ein weiteres Problem wird uns oft in der täglichen Praxis eindrucksvoll vor Augen geführt: die *„Überimpfung"*.

Im Verletzungsfall kann rasch eine chirurgische Ambulanz aufgesucht werden. Hier wird nach sorgfältiger Reinigung der Wunde und adäquater Wundbehandlung sofort der Impfschutz auf Tetanus überprüft. In der Hektik ist natürlich der Impfpass zu Hause vergessen worden. Exakt kann man sich auch an das Datum der letzten Wundstarrkrampfimpfung nicht mehr erinnern. Zur Sicherheit wird dann stets, man will sich von ärztlicher Seite absichern, die *aktive* **und** *passive* Simultanimpfung durchgeführt, unabhängig davon, ob man sie braucht oder nicht.

Die Probleme, die durch eine solche Überimpfung entstehen können, werden zunehmend in der Literatur diskutiert.

In anderen Publikationen liest man über die neuesten wissenschaftlichen Erkenntnisse: Eigentlich ist es *ethisch nicht mehr vertretbar*, die Impfung gegen *Polio* (Kinderlähmung) in der seit über 30 Jahren so praktizierten Weise durchzuführen. Durch den über Jahrzehnte benutzten und ehemals hochgepriesenen Schluckimpfstoff seien zu viele Impf-Polio-Fälle aufgetreten, was laut STIK (Ständige Impfkommission) nicht mehr zu verantworten ist, zumal es in Deutschland seit über 20 Jahren keine einzige „echte" Polioerkrankung mehr gab.

Diese Impfung ist also mit viel zu vielen Komplikationen und Impf-Erkrankten einhergegangen, was aber über 30 Jahre völlig ignoriert worden ist! – ...[1]

Festzuhalten ist also, dass es einen *entscheidenden gesellschaftlichen Druck und moralischen Zwang* gibt, sich Impfungen gefallen zu lassen, *und der Umgang mit diesen heiklen Präparaten oft erschreckend kritiklos* ist. Niemand aber weiß dabei, was nach der Injektion im Detail geschieht. Oft werden falsche Erkrankungszahlen (wie z. B. bei der Diphtherie, wonach die Erkrankungen durch die Impfung deutlich zurückgegangen sein sollen) präsentiert, gewünschte Effekte statistisch belegt und weithin publiziert, unerwünschte verdrängt und unter den Tisch gekehrt. Impfungen werden als mögliche krankheitsauslösende Faktoren niemals in Studien mit einbezogen (13).

---

[1] Seit Beginn des Jahres 1998 ist die Polioimpfung komplett auf einen neuen Impfstoff und Verabreichungsmodus umgestellt.

1.7 Scheinbar logisches Konzept der Schulmedizin zur Wirkungsweise der Impfungen

Der Wunsch Infektionskrankheiten zu verhindern ist sehr alt. Die Idee der Impfungen hierbei ist es, diese *Krankheiten* in einer abgeschwächten Form und darüber hinaus zu einem selbst gewählten günstigen Zeitpunkt *künstlich* hervorzurufen, um so im weiteren Leben geschützt zu sein. Dies klingt auf den ersten Blick sehr überzeugend. Der Grundgedanke besteht also im *Training des Immunsystems.*

Der Körper soll in die Lage versetzt werden, sich mit der Krankheit in abgeschwächter Form aktiv auseinanderzusetzen. Dabei produzieren Abwehrzellen spezielle Abwehrkörperchen (Antikörper). Da diese Zellen quasi eine Art Gedächtnis haben, können nach dem Erstkontakt zukünftige eventuelle massiv erfolgende Angriffe der gleichen Art schneller abgewehrt werden. In diesem Sinne scheint das Konzept durchaus logisch und folgerichtig, aber erscheint es nicht nur so?

1.8 Aktive und passive Impfung

Wir unterscheiden zwei verschiedene Formen der Impfungen: die **aktive** und die **passive Impfung**. Soll bei der *aktiven* Impfung das Immunsystem gleichsam trainiert werden, selbständig Antikörper für den Ernstfall zu bilden, so werden bei der *passiven* Impfung direkt spezifische Antikörper, die von einem anderen Menschen oder Tieren stammen, verabreicht.

Im ersten Fall (**aktive Impfung**) werden *abgetötete Erreger* oder deren *Toxine* (Gifte) oder *Stoffwechselprodukte* (sogenannte *Totimpfstoffe*) – ein Beispiel hierfür ist die Tetanus- oder Diphtherieimpfung – oder *abgeschwächte Erreger (Lebendimpfstoffe)* – wie z. B. Polioimpfung inokuliert. Alle Impfungen außer der früheren Polioimpfung werden injiziert, das heißt in Muskeln des Gesäßes oder des Armes gespritzt.

Nach der Antikörperbildung besteht angeblich durch die Gedächtnisfunktion unter der Voraussetzung, dass immer wieder aufgefrischt wird, oft lebenslange Immunität.

Nicht so bei der ***passiven*** Impfung. Die gespritzten Antikörper werden nach einiger Zeit (einige Wochen und Monate) abgebaut, so dass der Schutz nach der (offiziellen) Lehrmeinung vergleichsweise kurze Zeit besteht. Der Nachteil dieser Impfung besteht darin, dass im Falle der Auffrischung eine allergische Reaktion bis hin zum lebensgefährlichen allergischen (anaphylaktischen) Schock auftreten kann, weil der Körper auf das artfremde Tierserum (woraus es gewonnen wurde) überreagieren kann. Zudem kann nie ganz ausgeschlossen werden, dass im Impfserum nicht etwa doch HIV- oder Hepatitis-Erreger von anderen Menschen enthalten sind: In der Vergangenheit wurden bekanntermaßen viele „Bluter" mit HIV durch ein unreines Präparat (Faktor VIII) angesteckt.

1.9 Kleine Geschichte der Impfungen

Die erste historische Impfung geht auf *Edward Jenner* (1749–1823) zurück, der die erste Pockenimpfung am Menschen durchführte. Er entnahm Eiterabsonderungen von an Pocken erkrankten Kühen und übertrug sie auf den Menschen – anscheinend mit Erfolg, denn nach Überstehen dieser Ansteckung trat keine Pockenerkrankung mehr ein.

Jenner erlebte aber immer wieder die *schlimmsten Folgen von Pockenschutzimpfungen*, die bis zum Tode führten. Er verlor seinen eigenen Sohn, nachdem dieser nach der Pockenimpfung im Säuglingsalter bis zu seinem Tode im einundzwanzigsten Lebensjahr schwer geistig behindert war. Seine schwangere Frau brachte nach der Impfung ein totes Kind zur Welt, dessen Haut mit pockenähnlichen Blasen übersät war. Aber der Glaube an seine Entdeckung machte ihn blind für die tragischen Konsequenzen und erst am Ende seines Lebens überkamen ihn Zweifel, nachdem er zusätzlich immer wieder feststellen musste, dass von ihm geimpfte Personen trotzdem an Pocken erkrankten.

„Ich weiß nicht, ob ich nicht doch einen furchtbaren Fehler gemacht habe und etwas Ungeheures geschaffen habe" (Jenner 1820).

Die Medizin feierte aber inzwischen längst die Impfungen als den größten Triumph über die damals unter der Bevölkerung schrecklich wütenden Infektionskrankheiten und erhob sie zum Mythos.

Auch von *Robert Koch*, dem Entdecker des Tuberkelbakteriums (Erreger der Tuberkulose) und Entwickler dieser Impfung, sind große Selbstzweifel überliefert (10).

Aber die Entwicklung ging wie ein Siegeszug voran und findet ihren wahrscheinlich noch nicht erreichten Höhepunkt im heute öffentlich **empfohlenen Impfkalender**[1]:

[1] An der Herstellung eines Impfstoffes gegen Scharlach wird gearbeitet, gegen Windpocken ist er bereits fertiggestellt. Mit der Zulassung eines Impfstoffes gegen Herpesviren ist für das Jahr 2002 zu rechnen. Ein Impfstoff gegen das Magengeschwürbakterium Helicobacter pylori sowie eine Anti-Herzinfarkt-Impfung mit verändertem Tetanusserum sind derzeit in Entwicklung.

1.10 Impfkalender

Impfkalender									
	DPT	Polio	HIB	Hep. B	MMR	Röteln	Td	FSME	BCG
Geburt									X
1. Lebensjahr									
ab 3. LM	XXX	X	X	X					
ab 4. LM	XXX	X							
ab 5. LM	XXX	X	X	X					
2. Lebensjahr									
ab 12. LM	XXX	X	X	X					
ab 15. LM					XXX				
								X	
								X	
								X	
ab 6. Lebensjahr					XXX		XX		
ab 10. Lebensjahr		X							
11.–15. Lebensjahr						X			
							XX		
alle 10 Jahre		X							

Tab. 1: Von öffentlichen Stellen empfohlener Impfkalender (Stand 1. 1. 2000)

DPT: Dreifachimpfung: Diphtherie-Pertussis-Tetanus

Polio: Impfung gegen Kinderlähmung (seit Umstellung auf Injektion werden bei der Mehrfachimpfung vier Impfungen zur Grundimmunisierung verwendet).

HIB: Impfung gegen Haemophilus influenzae-Hirnhautentzündung, meist zusammen mit DPT als Vierfachimpfung

Hep. B: Impfung gegen Hepatitis B

MMR: Dreifachimpfung gegen Masern-Mumps-Röteln

Td: Zweifachimpfung: Auffrischimpfung gegen Tetanus und Diphtherie; hier ist die Dosis des Diphtherietoxins niedriger als bei den Grundimpfungen (deshalb klein d geschrieben)

FSME: Impfung gegen Frühsommer-Meningo-Enzephalitis (Hirnhautentzündung). Wird offiziell nur für gefährdete Gebiete empfohlen, kann ab dem vollendetem ersten Lebensjahr eingesetzt werden

BCG: Impfung gegen Tuberkulose. Wird offiziell nur für gefährdete Kleinkinder empfohlen

1.11 Selbst bei jedem Laien kommen Zweifel zur heutigen Impfstrategie auf

Erschreckend hohe Zahl von Impfungen und die Mehrfachimpfungen

Es ist hervorzuheben, dass demnach bis Ende des 1. Lebensjahres offiziell **16** (!), bis zum 3. Lebensjahr **25** (!), bis zum 7. Lebensjahr **30** (!) Impfungen durchgeführt werden.

Nicht schon allein die *Anzahl der Impfungen* sollte Zweifel aufkommen lassen, sondern auch die Tatsache der *Mehrfachimpfungen.* Begründet es die Pharmaindustrie damit, für den Impfling bedeute das gleichzeitige Impfen mehrerer Impfstoffe nur *einen „Piks",* so müssen doch selbst jedem Laien Zweifel aufkommen, ob es denn gut sein kann, einen kleinen wehrlosen, wenige Wochen alten Säugling mit bis zu sechs (!!) Impfungen gleichzeitig sich auseinander setzen zu lassen.

Völliges Ausklammern individueller Bedürfnisse

Einen weiteren Punkt gilt es anzuführen:

Bei Impfungen werden *individuelle Bedürfnisse* und *Besonderheiten* völlig ausgeklammert. Die Impfstrategen behandeln alle Impflinge gleich, ob groß oder klein, dick oder dünn, gesund oder krankheitsanfällig, hochintelligent oder dumm. Bereits chronisch Kranke wie Asthmatiker oder Neurodermitiker, egal ob die Kinder schon weiterentwickelt oder zurückgeblieben sind, ob es Sommer oder Winter ist..., alle werden gleich behandelt und gleich geimpft. Eine *erschreckende Ignoranz individueller Voraussetzungen!* (13)

1.12 Beobachtbare Impfreaktionen

Man braucht kein Impfgegner zu sein, sondern nur nüchterner und sachlicher Betrachter, um immer wieder feststellen zu müssen, dass Kinder nach Impfungen – gleich welcher Art – in ihrem Allgemeinzustand beeinträchtigt sind. Naturheilkundeärzte, aber auch aufmerksame Kindergärtnerinnen sehen immer wieder diese Zusammenhänge. Schulmediziner sprechen meist von Zufällen, von gleichzeitig auftretenden anderen Krankheiten. Die Mütter sehen es aber immer wieder, *dass Impfungen definitiv krank machen* können.

Dr. Graf (13) beschreibt wiederum äußerst treffend oft beobachtbare Reaktionen auf Impfungen:

Die Einstichstelle entzündet sich gelegentlich und schmerzt. Krankheitsgefühl und grippeähnliche Symptome können bald auftreten. Der Säugling schläft unruhiger, ungewohntes und nie gehörtes schrilles Aufschreien kommt vor. Der Säugling trinkt schlechter, kann tageweise benommen sein. Durchfälle können auftreten, welche die Afterregion wundmachen. Die Haut juckt, rötet sich, das Kind kratzt sich nachts in der Bettwärme. Nach einer gewissen Zeit denkt die Mutter immer weniger daran, dass die Impfung schuld sein könnte. Aber nach der ersten Auffrischung wiederholen und häufen sich diese allgemeinen Beschwerden. Hochfiebrige Erkrankungen brechen aus, andauernd läuft die Nase und verstopft nachts leicht. Unruhezustände nehmen zu, heftige Schmerzen und Schreien, pfeifende und spastische Atmung und bellender Husten führen zum Kinderarztbesuch. Nach der Diagnosestellung ‚Mittelohrentzündung' und ‚Bronchitis' verschreibt der Arzt meist Nasentropfen, die das Sekret blocken, Hustenstiller und ein Antibiotikum. Zögert die Mutter dabei, wird sie sorgsam darüber aufgeklärt, dass die Entzündung schlimmer werden und sich auf das ganze Ohr und das Gehirn ausbreiten könnte. Gehör- und Gehirnschäden seien dann zu erwarten und nicht zu verantworten!

Das Kind erholt sich zunehmend schlechter, immer mehr Infekte treten auf und das Kind wird Stammgast beim Kinderarzt, wo die Behandlungen stets nach gleichem Muster ablaufen.

„Es liegt nun viel an den Eltern selbst, wie lange und wie oft sie diese Arzneien bei den sich wiederholenden Nase-Ohr-Bronchien-Erkrankungen geben oder ob sie hinter dem ‚Rücken' des Kinderarztes andere naturheilkundliche Methoden der Großmutter, des Heilpraktikers, des Alternativarztes oder einfach des ratgebenden Naturheilbuches anwenden."

Nicht selten erleben Eltern nach Impfungen das Aufbrechen von trockenen, rissigen, roten und z. T. entzündeten, über den ganzen Körper verteilten Stellen, die furchtbar jucken und für Eltern und Kinder gleichermaßen (fortan) Tag und Nacht zum Alptraum werden lassen.

‚Das ist Neurodermitis, eine erbliche Krankheit, die heutzutage viele haben, da kann man nicht viel machen', lautet rasch und lapidar die Diagnose. Es werden Salben verschrieben, zunächst harmlose Fettsalben, die von der trockenen Haut gierig aufgesogen werden, dann werden kompliziertere Salben mit antientzündlichen Wirkstoffen gemischt, die dann gleichsam in Ritualsform zunehmend großflächiger aufgetragen werden. Da der Erfolg ausbleibt, verschreibt der Kinderarzt Tabletten zur Beruhigung des Kindes und zur Dämpfung des Juckreizes. Weil aber alles nichts nützt, wird dann auf Kortisoncremes, zunächst nur in ‚Babydosis', später höher dosiert, übergegangen, die erstaunlich gut helfen. Doch schon nach kurzer Zeit kehren alle Erscheinungen auf der Haut zurück – schlimmer und umfangreicher als vorher! „Es hat sich zum Leidwesen der hilflosen Ärzte unter Patienten herumgesprochen, dass Kortison ein ‚Teufelszeug' ist. Daher wenden sich spätestens jetzt die Eltern vom Kinderarzt ab und interessieren sich für andere Behandlungsweisen."

Die unterschiedlichsten Alternativmethoden werden hier angeboten und von den verzweifelten Eltern Hilfe suchend und systematisch nacheinander durchprobiert. Die ‚alternativen Heiler' kommen mehr schlecht als recht voran, aber es kommt Hoffnung auf Heilung auf.

Eine Kontrolluntersuchung beim Kinderarzt steht an – ganz möchte man den Kontakt zu ihm ja nicht abreißen lassen, wer weiß, wofür man ihn noch braucht. „Dieser mahnt die nächste Impfserie an und trotz Einwände der Eltern wegen der labilen Hautsituation verabreicht er diese mit bagatellisierendem Kommentar. Wie oft erschrecken danach die Eltern, weil ihre Probleme mit dem Kind unversehens wieder aufbrechen. Der Kinderarzt hat den zweifelhaften Rückhalt seiner Fachkollegen, dass Impfungen an diesem Hautgeschehen unbeteiligt seien, auch wenn die Eltern ganz andere Beobachtungen machen." Oftmals ist ja der zeitliche Abstand zwischen der Impfinjektion und dem Auftreten von Krankheitszeichen beim Kind ist auch zu **variabel**, als dass auf den ersten Blick eine Gesetzmäßigkeit beobachtet werden könnte – geschweige denn bewiesen.

„Festzuhalten bleibt, dass heute Kinderärzte ebenso viele Arzneien verordnen wie Internisten. Die Abgabe von Medikamenten steigt mit der Häufigkeit der Arztbesuche, die am Lebensanfang sehr oft geschehen und so missbraucht werden."

(Besser hätte Dr. Graf diese nur zu oft beobachtbaren Begebenheiten nicht beschreiben können; jeder naturheilkundliche Arzt, der chronisch kranke Kinder behandelt, wird dem voll und ganz zustimmen!)

1.13 In der Literatur beschriebene mögliche Reaktionen, Komplikationen und Schäden nach und durch Impfungen

Impfschäden werden, bis auf wenige Ausnahmen, von der Schulmedizin nicht anerkannt, zumal die wenigsten Probleme direkt im Anschluss an die Impfung auftreten.

Zunehmend jedoch kann aufgrund von bioenergetischen Testverfahren[1], mit denen krankheitsbeteiligende Faktoren exakt bestimmt werden können, und aufgrund von immer mehr homöopathisch arbeitenden Therapeuten, die darin geschult sind, alle Symptome, Befindungsäußerungen und Beschwerden minutiös herauszuarbeiten, sowie von immer mehr Impfkritikern, die ihr Schweigen brechen wollen, mehr und mehr wissenschaftliche Literatur über mögliche Impfkomplikationen und Schäden zusammengetragen werden. Mit großer Genauigkeit hat vor allem der deutsche Arzt Dr. Buchwald den „Impfmythos" angekratzt (6).

Hier eine **Zusammenstellung** von beschriebenen und mitgeteilten möglichen **Impfkomplikationen**:

- ***Lokale Wirkung am Einstichsort:*** Entzündung, Rötung, Wundsein und Schmerzen, subkutane Atrophie (Unterhautsgewebeschwund), Ausschlag, Nesselsucht, Gelenkschmerzen. Schädigung des Armplexus (Armnervenbündel) oder des Ischiasnervs, mit der Möglichkeit der Lähmung des Armes oder Beines.
- ***Allgemeine systemische Reaktionen:*** Fieber, Schläfrigkeit, Unruhe, Erbrechen, Durchfall, Appetitverlust, Blässe, hart-

[1] „Bioenergetische Testverfahren": siehe hierzu die Ausführungen im Kapitel 5.3.

näckiges oder andauerndes Weinen, Kältegefühl, mangelnde Ansprechbarkeit, übermäßiges Schlafbedürfnis, Gewichtsabnahme. Anaphylaxie (lebensgefährlicher allergischer Schockzustand). Thrombozytopenie (Abfall der Blutplättchen) und hämolytische Anämie (Blutarmut durch zerfallende rote Blutkörperchen)

Mögliche Folgekomplikationen:

- ***Infektanfälligkeiten und Immunschwäche*** mit der fatalen Konsequenz gehäufter und falscher Arzneianwendungen,
- ***chronische Erkrankungen der Schleimhäute***: Infektionen von Hals, Nasennebenhöhlen, Bronchien und Darm sowie der Harnwege, häufige Ohrenentzündungen mit der Folge von zeitweiliger Schwerhörigkeit und Kontaktstörungen in der Kleinkinderzeit,
- ***Lymphatismus***: entzündliche und schnelle Anschwellung von Lymphknoten, Polypenentwicklung,
- alle Arten von ***Allergien***: überschießende Reaktion des Immunsystems auf Kontakt mit Lebensmitteln, Chemikalien, Zusatzstoffen, Pollen, Kleinststaub und Schimmel, Bienengift und Medikamenten – mit den Hauptvertretern Neurodermitis / Asthma bronchiale / Heuschnupfen,
- ***Nerven- und Gehirnreizungen und -schädigungen:***
  - Schlafstörungen,
  - Gehirn-, Nerven- und Muskelstörungen mit nachfolgenden Koordinations- und Entwicklungsstörungen,
  - Fieber- und Gehirnkrämpfe (Epilepsie), Schreikrämpfe,
  - Kopfschmerzen,
  - Lähmungen der Hirnnerven,
  - Guillain-Barré-Syndrom (aufsteigende Lähmung),
  - Bettnässen,
  - Intellekteinschränkungen, Legasthenie (Lern- und Leseschwäche), Persönlichkeitsveränderungen, Entfremdung,

Interesselosigkeit bis hin zum Autismus, Ich-Schwäche, Depressionen und Selbstmord

- Hyperkinetisches Syndrom, überstimmuliertes Nervensystem, vermehrte Aggressivität bis hin zu erhöhter Kriminalität und soziopathischer Persönlichkeit,
- Hirnhaut- und Gehirnentzündungen (Meningo-Enzephalitis mit nachfolgenden bleibenden Schäden),

- ***(Beteiligung am) plötzlichen Kindstod***
- Beitrag zur ***Krebsentstehung*** und ***chronischen Nervenkrankheiten*** wie Multiple Sklerose (MS) und amyotrophe Lateralsklerose (ALS),
- Anteil an ***Sterilitäts-, Fruchtbarkeits***- sowie ***Schwangerschaftsstörungen***,
- Anteil an Entstehung von ***Blutkrankheiten*** (z.B. M. Werlhof) und
- wichtiger Beitrag an der Entstehung von vielen ***Autoimmunerkrankungen*** (Colitis ulcerosa, Wegnersche Granulomatose, Autoimmunthyreoidis, M. Boeck, MS)[1]
- und vieles, vieles mehr.

In den USA leiden ca. 20% der Kinder (eines von fünf!) an solchen Entwicklungsstörungen.

„Würde ein feindlicher Staat unserem Land dermaßen zusetzen, so würden wir ihm den Krieg erklären“, schreibt Harris C. Coulter (9) in seinem Buch *„Impfungen, der Großangriff auf Gehirn und Seele“*, *„aber es sind wir selbst, die uns dermaßen zusetzen und hören nicht auf damit...“ (!!!)*

Da die heutigen Impfungen meist kombiniert werden, ist eine exakte Abgrenzung, welcher einzelne Zusatzstoff oder

---

[1] Bei den genannten Erkrankungen bildet der Körper Antikörper gegen seinen eigenen Darm, gegen seine Nasenscheidewand, Gelenke und Nieren, gegen seine Schilddrüse, gegen seine Lunge oder gegen die Ummantelung seiner Nervenfasern

Impfstoff an welcher Störung beteiligt ist, nicht möglich. Eine exakte schulmedizinische Beweisführung ist nur schwer möglich. Die Anerkennung als Impfschaden ist daher außerordentlich schwierig.

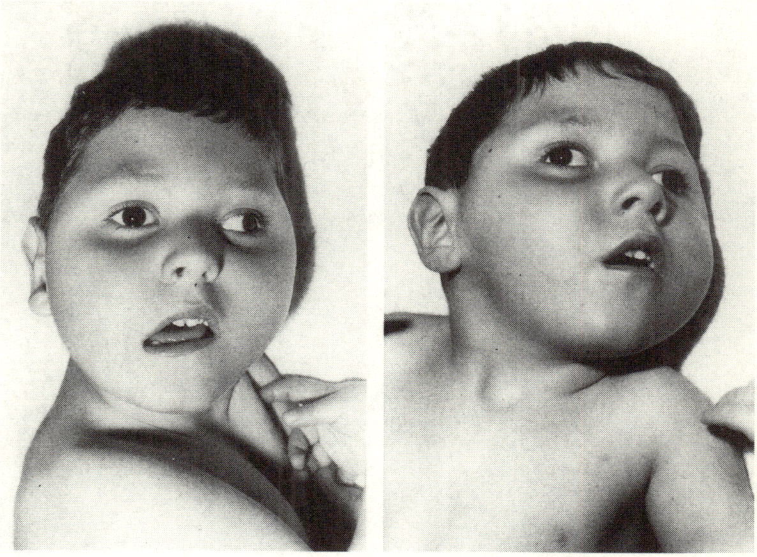

Abb. 1.2: Behindertes Kind nach Impfung

Alexander K., geb. am 18. Mai 1983, Opfer der am 22. September 1983 erfolgten DPT-(Diphtherie/Pertussis/Tetanus)-Impfung.

Es handelt sich heute um ein blindes Kind mit Tetraspastik (= verkrampfende Lähmung aller vier Gliedmaßen) und hochgradiger psychomotorischer Retardierung. Die computertomographische Untersuchung des Gehirns ergab eine fast vollständige Zerstörung des Großhirns.

2 Nützen und schützen Impfungen überhaupt?

2.1 Es gibt keine einfachen Antworten

Bei der Durchsicht der Literatur zeigt sich, dass es zu diesem ganzen Komplex keine einfachen Antworten gibt. Es ist nicht leicht, die Wirksamkeit und den Einfluss der Impfungen auf die Erkrankungshäufigkeit wissenschaftlich nachzuweisen. Die einzige exakte Methode, eine Impfwirksamkeit zu belegen, wäre eine Gruppe geimpfter Personen in zeitlichem Abstand sicher zu infizieren, was jedoch aus ethischen und medizinischen Gründen verständlicherweise nicht durchführbar ist. Also bleibt nur die Möglichkeit, geimpfte Menschen zu beobachten und festzustellen, ob sie seltener an der Krankheit, gegen die geimpft wurde, erkranken als nichtgeimpfte. Im Laufe der Zeit wurden so viele Ergebnisse zusammengetragen, deren gemeinsamer Nenner die Abnahme der Erkrankungshäufigkeit in beiden Gruppen ist. Auch unter den Erkrankten fanden sich, in unterschiedlichsten Mengenverhältnissen zwar, Geimpfte und Ungeimpfte.

Bis heute gibt es noch keine einzige kontrollierte Impfwirksamkeitsstudie und auch keine Langzeitstudie, die den Nutzen umfassend dokumentiert.

Allerdings bedeutet der bis jetzt fehlende Beweis einer Impfwirksamkeit nicht, dass Impfungen wirkungslos sind – es gibt Beobachtungen, die einen Erfolg beschreiben (z. B. vor allem bei HIB oder gegen Hepatitis B) und solche, die auf Komplikationen und Langzeitschäden hinweisen.

Deshalb können wir nur den Schluss ziehen, dass es sinnvoll ist, in Zukunft etwas vorsichtiger mit Impfungen umzugehen, als es heute öffentlich empfohlen wird (16).

2.2 Impfungen schützen oftmals nicht vor der Krankheit, gegen die geimpft wurde

Nach Meinung vieler unabhängiger Impfforscher ist es **unbestritten**, dass *Impfen oftmals nicht vor der Krankheit schützt, gegen die geimpft* wird (12). Im Falle einer Infektion trotz Impfung ist deren *Verlauf vielfach wesentlich schwerer* und die Gefahr einer Hirn- oder Organschädigung höher. Dies kann man in den Praxen wiederholt feststellen. Kinderärzte, die das Impfen in der Praxis eingestellt haben, bestätigen diese Tatsache immer wieder.

Kürzlich wurden in meinem Heimatlandkreis zwei Fälle von HIB-Meningitis (Hirnhautentzündung) bekannt. Beide Kinder waren zuvor „lege artis" ausreichend geimpft worden.

Ich selbst habe vielfach Kinder mit schwerstem Masern- oder Keuchhustenverlauf gesehen, obwohl sie geimpft worden waren. Eine Kindergärtnerin erkrankte schwer an Röteln, obwohl sie bereits dreimal zuvor gegen Röteln immunisiert worden war.

Die beteiligten Ärzte und Schulmediziner wollen es dann oft nicht wahrhaben und es heißt *„Vielleicht sind es ja doch nicht die Masern, Keuchhusten oder die Röteln"*.

2.3 Das Zeitalter der Seuchen ist vorüber – aber nicht, weil wir geimpft haben

Heute ist das Zeitalter der ansteckenden Seuchen vorüber. Pocken, Tuberkulose, Keuchhusten und Diphtherie („Krankheiten des menschlichen Elends") spielen nur noch eine geringe Rolle. Fielen noch Ende des vorigen Jahrhunderts ca. 90 % aller Menschen einer Infektionskrankheit – hier allen voran die Lungenentzündung – zum Opfer, so sank dieser Anteil bis 1970 auf etwa 1%.

Gibt es keine oder kaum Infektionsquellen, so entfällt damit auch die Ansteckungsgefahr. Impfungen werden somit vielleicht nur aus kommerziellen Beweggründen heraus durchgeführt. Andere Interpretationen lassen sich nicht erkennen.

Aber „weil wir so viel geimpft haben, ist dieser erfreuliche Rückgang zu verzeichnen", werfen hier die Impfbefürworter ein.

Einzig und allein dem *verbesserten Hygiene- und Ernährungszustand* verdanken wir es, dass die weltweiten Epidemien zum Rückzug gezwungen wurden. Diese Epidemien begannen schon ein halbes Jahrhundert, *bevor* Impfungen auf breiter Ebene durchgeführt wurden, abzuflauen und ihr Erlöschen lief überall parallel zur Einführung der Impfungen. Darüber sind sich alle Medizinhistoriker einig.

Es häufen sich in der medizinischen Literatur *erdrückende* Beweise dafür, dass z. B. die Kinderlähmung nicht durch Massenimpfungen ausgerottet wurde, sondern, im Gegenteil, erneut aufflackerte, wo immer eine solche Impfung auf breiter Ebene stattfand (z. B. in Brasilien, wo sie die schwerste Kinderlähmungsepidemie auslöste, die es je auf der Welt gab). Die gleiche Tatsache gibt es bei den Pocken zu berichten: Viele der schrecklichen Pockenseuchenzüge der vergangenen Jahrhunderte waren nicht die Folge einer Infektion, sondern sehr oft Ergebnisse ärztlicher Maßnahmen. Erst nachdem diese Versuche durch Stadt- oder Länderverordnungen verboten wurden, kamen die Seuchenzüge zum Stillstand ((12), (6)).

2.4 Werden Krankheiten durch komplettes Durchimpfen ausgerottet?

Aus den USA wird berichtet, dass beispielsweise Masernausbrüche an Schulen vorkamen, wo laut amerikanischer Krankheitskontrollbehörde CDC 99 % der Schüler geimpft waren. Auch traten die Masern zunehmend bei Säuglingen vermehrt auf, da die Mütter, die durch eine Impfung keine natürlichen Masern durchmachen konnten, ihren Säuglingen keine sicher wirkenden Antikörper übertrugen.

Trotz einer der höchsten Durchimpfraten der Welt, ist die Masernsterblichkeit nach offiziellen Angaben auf das *10fache* angestiegen! Die WHO hat verkündet, dass auf unserer Welt Masern durch entsprechende Impfungen bis zum Jahr 2000 ausgerottet sein würden. In Ländern, wo man eine Durchimpfrate von 98 % erreichen konnte, müsste das zur völligen Masernfreiheit führen. Die Krankheiten treten jedoch jetzt zwar später, aber nun mit *ungleich schwereren Krankheitsverläufen* auf, wie es sich in den USA oder Gambia zeigte!

Es konnte beobachtet werden, dass eine normale Ansteckung und Durchseuchung im Kindesalter zunehmend verhindert wird, so dass es zur Verschiebung der Erkrankungen ins Pubertäts- und Erwachsenenalter kommt. Hier jedoch verlaufen die Kinderkrankheiten ungleich schwerer und komplikationsträchtiger, oft auch dem medizinischen Laien z. B. von der Mumps her mit Hodenbeteiligung bekannt.

Geimpfte *und* Ungeimpfte sind von den Krankheiten, die es mit den Impfungen auszuschalten gilt, gleichermaßen betroffen, so zeigen es Studien in den verschiedensten Ländern. Das gilt für Kinderlähmung genauso wie für Masern und Röteln, so dass immer mehr Zweifel aufkommen müssen, ob die Impfungen denn überhaupt schützen ((9), (10), (12)).

2.5 Impfungen gegen kaum existierende Krankheiten

Um das Erkrankungsrisiko zu verdeutlichen, sei auf die folgenden Zahlen des Statistischen Bundesamt für Erkrankungen und Sterbefälle bei meldepflichtigen übertragbaren Krankheiten hingewiesen (Tab. 2).

Erkrankungen

	1989	1990	1991	1992	1993	1994	1995	1996	1997	1998
Diphtherie	4	2	2	1	9	8	4	3	3	1
Poliomyelitis[1]	3	2	3	2	0	0	3	1	0	0
Tetanus	11	14	16	14	15	14	11	17	11	7

Sterbefälle

	1989	1990	1991	1992	1993	1994	1995	1996	1997	1998
Diphtherie	2	1	1	2	0	3	2	1	2	2
Poliomyelitis[1]	8	8	4	5	5	5	6	3	4	3
Tetanus	6	8	2	4	4	6	2	1	2	4
Masern	7	1	4	6	7	7	3	4	0	2
Keuchhusten	2	8	6	3	3	2	0	0	0	0

[1] Bei den angegebenen Zahlen handelt es sich nur um Fälle, die nicht autochton, d. h. im eigenen Land entstanden sind.

Quelle: Statistisches Bundesamt, Wiesbaden. Fachserie 12, Reihe 2 *und* Statistische Jahrbücher. Bis 1990 BRD.

Tab. 2: Erkrankungen und Sterbefälle bei meldepflichtigen übertragbaren Erkrankungen

Es ist zu erkennen, dass die Krankheiten, gegen die geimpft wird, überaus selten sind.

2.6 Nicht der Erreger ist das eigentliche Problem, sondern das Milieu, in das er hineinfällt

Die offizielle schulmedizinische Meinung über Impfungen lautet ja, wie bereits ausgeführt, durch Zufuhr von Erregern in abgeschwächter Form das Immunsystem zu trainieren, so dass dann der menschliche Organismus durch die so gebildeten Abwehrkörperchen im Falle einer echten Infektion schneller reagieren kann und geschützt ist.

Vergessen wird hier jedoch die Tatsache, die nicht erst durch neueste Forschungsergebnisse zunehmend bestätigt und erklärt wird, **dass nicht *der Erreger* der eigentliche Schuldige ist, sondern das *Milieu* in das er hineinfällt.** *„Die Mikrobe ist nichts, das Terrain ist alles"* – so der Spruch des Vaters der Mikrobiologie Louis Pasteur (1822–1895).

Ganz allgemeine und banale Beobachtungen hierzu kann jedermann leicht nachvollziehen:

- Die Krankheitserreger sind überall um uns herum. Wir leben nicht in einer sterilen Welt, aber nicht alle werden dadurch krank.
- Die Bakterien und Viren verschwinden alle von allein, wenn die Krankheit vorüber ist,
- Epidemien wie Grippewellen im Winter hören aus unerklärlichen Gründen irgendwann von selber auf.
- Warum zeigen nicht alle Familienmitglieder grippale Symptome, wenn ein Kind daran erkrankt ist?
- Warum erkrankt nur eine Handvoll Kinder in einer Schulklasse an Scharlach und die anderen weisen keinerlei Krankheitssymptome auf? Es kann doch hier nicht nur am Erreger liegen!
- Warum stecken sich nur wenige Menschen am Nachbarglas mit dem Herpesvirus an, die meisten von uns bekommen niemals ein „Fieberbläschen"?
- Warum bricht nur bei ca. 6 % der Menschen, die von einer Virus tragenden Zecke gebissen werden, eine Frühsommer-Meningo-Encephalitis (Gehirnhautentzündung) aus, was ist mit den anderen? Haben sie auch noch so oft Kontakt mit dem Virus, sie erkranken nicht!

2.7 Allein gesunde Abwehrsysteme liefern Schutz

Man müsste sich doch in diesem Zusammenhang fragen, ob nicht die Gelder dazu verwendet werden sollten, zu erkennen, wer denn zu den wenigen Gefährdeten zählt. Bei diesen müsste die Ursache dann schnellstens gefunden und behoben werden, so dass eine gute und optimale Regulation aller Regelkreise und Abwehrsysteme besteht..

Denn ein Organismus mit gesunder Regulation der Abwehr wird nie zulassen, dass alle Schranken bis ins Gehirn mit der Möglichkeit einer Entzündung *durchbrochen werden*!!

Wenn einem Gefährdeten zu optimaler Regulation verholfen wird, was möglich ist durch gut ausgebildete Naturheilkundeärzte, welche in der Lage sind, die krankheitsauslösenden Faktoren und Gefahren zu erkennen, zu berücksichtigen und auszuschalten, warum dann impfen? Warum sollen wir die Nicht-Gefährdeten impfen, mit der Gefahr bleibender neurologischer und anderer Schäden?!

Bester Schutz und beste Vorbeugung kann daher nur sein, die **natürlichen Regulationsmechanismen zu schützen und zu fördern** und bei etwaigen Belastungen – nach exakter Diagnose – diese zu eliminieren!

2.8 Impfen heißt Anstecken

Immer wenn die Bakterien, Viren oder Pilze auftreten, sind wir in der Krankheitsentstehung schon in der *Phase der Komplikation* und damit in der *chronischen Phase*. In einer gesunden Regulation lassen sich keine Erreger nachweisen. Sobald uns ein Virus „angreift“, reagiert der Körper mit Gegenmaßnahmen. Er versucht über Schleimbildung und Husten den Eindringling aus den ersten Abwehrlinien hinauszubefördern, über Lymphknotenschwellungen (Ansammlung von Killer- und Fresszellen) das weitere Vordringen zu verhindern und über Fieberentwicklung den Feind zu „verkochen“. Sind die Erreger erst einmal mit Labortests nachzuweisen, befindet sich der Patient schon in der fortgeschrittenen, d. h. in der chronischen Krankheitsphase.

Impfung ist demzufolge gleichbedeutend mit „Anstecken“. Wir müssen uns immer vor Augen führen, dass Impfungen, damit sie überhaupt wirken können, erklärtermaßen krank machen! Leicht erkennbar ist die „Impfkrankheit“ an den bekannten Reaktionen: Schmerzen an der Einstichstelle, Fieber, Unruhe, Unwohlsein oder grippeähnliche Symptome. Die *Impfung* beschert dem Geimpften im günstigsten Falle die *chronische Phase der Krankheit*, eine Phase, die früher oder später zu unausweichlichen Komplikationen führt. So sieht es der französische Experte für Mikrobiologie und Virologie Prof. Jean Tisso (9).

2.9 Impfungen überspringen die natürlichen Verteidigungslinien und bringen das Immunsystem durcheinander

Impfen ist demzufolge eine Maßnahme, welche das biologische Gleichgewicht unseres Organismus zu stören droht. Sie ist kein Immuntraining, sondern *Impfungen sind die Ursache für ein völlig durcheinandergebrachtes Immunsystem.* Der Körper ist ja nicht auf die Invasion der Kleinstlebewesen vorbereitet, da **alle Verteidigungslinien übersprungen** werden: Durch das Einspritzen der Impfung in den Muskel werden die ersten Abwehrlinien des Immunsystems gezielt übersprungen. Auf diese Weise wird der natürliche Weg, mit einem Krankheitserreger in Kontakt zu geraten, völlig umgangen. Normalerweise wird ein Erreger ja sofort in den ersten Abwehrbarrieren des Haut- und Schleimhautlymphatikums, das ca. 80 % des gesamten Immunsystems beträgt, unschädlich gemacht, bevor er überhaupt weiter in den Organismus eindringen kann. So kommt es, dass bei einem gesunden Menschen die Auseinandersetzung mit dem Erreger normalerweise bereits hier endet und das weitere Immunsystem gar nicht mit einbezogen wird. Nur in schwereren Fällen kann der Erreger einmal weiter vordringen. Dann muss der Körper schon stärkere und (Energie)aufwendigere Geschütze auffahren. Es tritt eine generalisierte und nicht mehr nur lokale Abwehrreaktion auf: Fieber und unspezifische Allgemeinsymptome, die jedem bekannt sind und von denen jeder weiß, dass sie für den Gesamtorganismus zum Teil sehr belastend sein können, treten zu den anfänglichen Haut- und Schleimhautreaktionen (Husten, Schnupfen, Rötung und Entzündung) hinzu. Alle diese Reaktionen müssen selbstverständlich im Laufe der Entwicklung erst nach und nach ausgebildet, verfeinert und optimiert werden.

Welch eine große Belastung sind nun hier *sechs Impfungen auf einen Schlag*, mit all ihren Bestandteilen und *Fremdstoffen*, im zarten Alter von wenigen Lebenswochen und unter *Umgehung von allen ersten wichtigen Verteidigungslinien*!!! Kein menschliches Wesen wird solch ein Vorgehen ohne den geringsten Schaden überstehen, das leuchtet jedem Laien spätestens hier ein!

Um diesen Missstand zu beheben, fordern einige Autoren, für die zukünftige Impfstoffentwicklung die Herstellung von weiteren *Schluck*impfungen auch gegen andere Krankheiten anzustreben – und damit Abstand von der i. m. (intramuskulären, d. h. in den Muskel gespritzten) Verabreichung –, was jedoch ebenfalls wegen der leichteren Ansteckungsmöglichkeit der Kontaktpersonen, wie wir es beim Polio-Schluckimpfstoff gesehen haben, Probleme bereitet.

2.10 Antikörperbestimmungen als Wirksamkeitsnachweis taugen nicht

In der Schulmedizin wird zur Bestimmung des Impfschutzes eine Antikörperbestimmung vorgenommen. Aus der Menge der vorhandenen Antikörper (sog. *Antikörpertiter*) wird dann auf das Ausmaß des Impfschutzes geschlossen. Dieses Kriterium muss aber als völlig unzureichend angesehen werden. Es wurde schon des Öfteren berichtet, dass Menschen mit einer hohen Antikörpertiterkonzentration tödlich erkrankten und andere, die keinen positiven Titer aufwiesen, überlebten bzw. überhaupt nicht krank wurden. Der Antikörpertiter sagt genau genommen nicht viel mehr aus, als dass das Immunsystem sich mit dem Impfstoff, Erreger oder den Bestandteilen der Impfung auseinandergesetzt hat (5). Unberücksichtigt bleibt, dass diese Antikörper nur einen verschwindend kleinen Teil des Abwehrsystems darstellen. Der Erreger wird ja zuerst vom Immunsystem der Haut und Schleimhäute, der ersten wichtigen Verteidigungslinie, danach vom Lymphsystem, dann von den Abwehrmechanismen des Blutes bekämpft, um schließlich via Leber, Nieren, Darm und Haut „entsorgt" zu werden.

*Ein ausreichender Schutz ist nur gegeben, wenn **alle Systeme** optimal funktionieren.* Über eine Schutzwirkung der Impfung könnte nur dann eine verlässliche Aussage gemacht werden, wenn *alle* diese Abwehr-, Verteidigungs- und Ausscheidungsfunktionen überprüft werden könnten. Aber unsere Schulmedizin hat bisher (weitgehend) noch keine (anerkannten) Verfahren, diese Körperfunktionen zu überprüfen. Deshalb gilt: Die Beurteilung der Impfwirksamkeit und des Impferfolges ist sehr erschwert!

2.11 Wichtig ist vielmehr die Unterstützung der natürlichen Reifung des Kindes

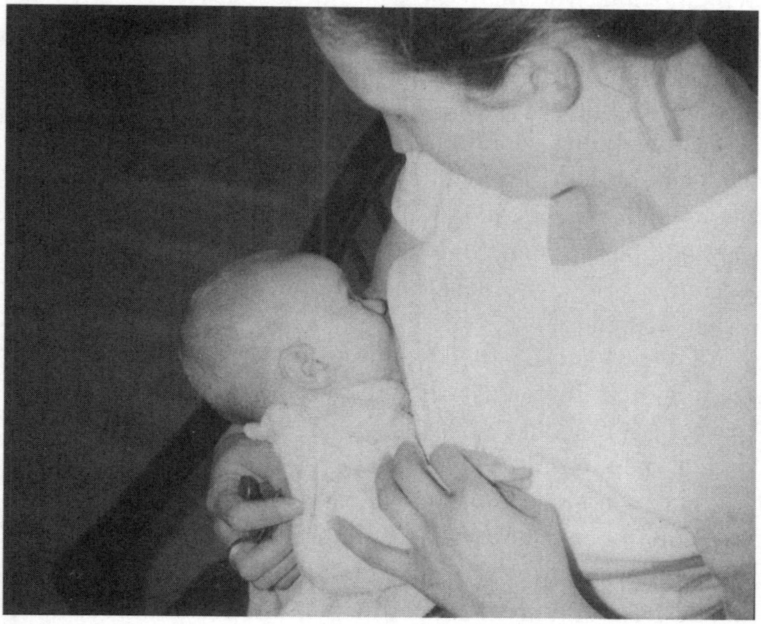

Abb. 2.1: Ausreichend langes Stillen, gleichförmige Ruhe und viel Hautkontakt sind einige der wichtigsten Regeln zum Umgang mit dem Säugling!

Die Immunität eines Säuglings nach der Geburt und in den ersten Lebenstagen umfasst, auch ohne Training, eine ganze Reihe von Krankheiten. Sie besteht sowohl in einer körpereigenen unspezifischen Abwehr als auch in den Antikörpern, die sich schon während der Embryonal- oder Fötalzeit im Mutterleib ausgebildet haben.

Dazu bekommt der Säugling über die Muttermilch genügend Antikörper, die ihn resistent gegen eine Vielzahl von Krankheiten machen. Später müssen dann selbstständig Antikörper gebildet werden. Dabei ist es wichtig, dass die Kinder bestimmte Krankheiten durchmachen. Mit dem Schlucken des

Fruchtwassers nimmt das Kind zum ersten Mal etwas Fremdes auf. Erste Abwehrfunktionen werden eingeleitet. Haut und Schleimhäute, vor allem die *Oberfläche*, entwickeln nach der Geburt die Abgrenzungsvorgänge nach außen. **Viel gleichförmige Ruhe und viel Hautkontakt** unterstützen den Prozess der Fremderkennung. Der langsame Prozess der Fähigkeitsentwicklung – Greifen, Sitzen, Stehen, Laufen, Sprechen – entspricht dem Nervenreifungsprozess. Das Ausbilden von Nervenbahnen zur Abwehrregulierung, hormonellen Steuerung und Nervensteuerung etc. braucht Zeit zur Reifung. Die Ausbildung des Sprechens Ende des dritten Jahres zeigt einen ersten Abschluss der Reife.

All diese komplizierten Reifungs- und Ausbildungsvorgänge sind nun ihrerseits sehr störanfällig. Das kleine Kind braucht viel Schutz und Geborgenheit („Fremdeln" unterstreicht diese Schutzbedürftigkeit).

Welche enormen Belastungen sind nun die Impfungen, die im dritten Lebensmonat diesen natürlichen Entwicklungsprozess völlig ignorieren! Man muss sich nochmals vor Augen führen: Das Immunsystem des kleinen Kindes mit drei Monaten hat in seinen tiefen Ebenen noch nie Kontakt mit Fremdeiweißen, mit Konservierungsmitteln, mit stärksten Krankheitserregern (wenn auch in der Impfung abgeschwächt) gehabt. Und jetzt werden in der sensiblen Reifungsphase, in der das Kind erst alle Einflüsse von außen über Haut und Schleimhäute kennen lernen muss (der Säugling steckt bekanntlich alles in den Mund), ***alle Abwehr- und Verteidigungslinien*** **gezielt** ***übersprungen*** und dem wehrlosen Menschlein **gleichzeitig sechs Impferreger** oder deren stärkste **Gifte** in den Muskel gespritzt. Wie soll ein unreifes System ein solches Vorgehen ohne Schäden überstehen??!

Bei Betrachtung dieser Tatsache aus dem Blickwinkel der Regulationsmechanismen, wie die chinesische Medizin sie kennt, kann ein solches Handeln nur zu Blockaden des Energieflusses in tieferen Körperschichten mit der unabdingbaren Konsequenz der Ausbildung chronischer Krankheiten führen!

Wichtig zu betonen ist: Zeigt ein Säugling keinerlei Veränderungen auf die Impfmaßnahme (kein Fieber oder Schnupfen etc.) kann daraus nicht geschlossen werden, dass die Impfung „gut verträglich" war. „Es kann durchaus eine Unfähigkeit beschreiben, aus **Unreife** nicht angemessen auf diese Impfprovokation zu antworten. Gerade die erschreckenden Fälle von Krebs- oder Nervensystemerkramkungen bei Kindern weisen in ihrer Vorgeschichte häufigst Mangel an Krankheiten banaler Art wie Infekte und Unfähigkeiten zu fiebern auf." (13).

„Natürlich" aufwachsende Kinder (ohne Impfungen) bekommen das erste Fieber im zweiten Lebenshalbjahr als sogenanntes Dreitagefieber, das sich am vierten Tag mit einem Exanthem (Hautausschlag) erlöst. Vorangegangen sind nur einige unruhige Nächte mit leichten Durchfällen während der Zahnungszeit. Durch ein natürliches Durchmachen der Kinderkrankheiten wie Windpocken, Masern, Röteln oder auch Scharlach hat es eine wichtige Notwendigkeit gelernt:

Es hat die *innere Krankheit über die Haut ausgeleitet* und damit die *Heilung von innen nach außen* vollzogen. Die Homöopathie beschreibt diese elementare Heilrichtung als Grundbedingung für das Überwinden jeglicher Krankheit.

Jedes Unterdrücken dieser Heilrichtung von innen nach außen (das gilt für alle Krankheiten!) ist strengstens zu unterlassen (Blocker, Fiebersenker, antientzündliche Cremes, Kortison etc.).

Durch eine solche Vorgehensweise treten in der normalen Entwicklung nur vereinzelt saisonale Infekte im Winter oder beim Eintritt in den Kindergarten auf. Die ge-

sunde Ich-Entwicklung mit klarem Denken, Fühlen, Lernen, Spielen und Schlafen schreitet gut voran (13).

Viele Naturheilkundeärzte und so auch ich, die nicht mehr impfen und Krankheiten so natürlich behandeln wie möglich, sind tief beeindruckt:

***Gesundheit* und nicht *Krankheit* ist das Normale!**

Die Entwicklung des Kindes in allen ihren Bereichen verläuft harmonisch und gesund – einfach phantastisch ...!

P.S.: Eine wiederholte Untersuchung in der Schweiz hat erneut ergeben, dass für Erwachsene, die in ihrer Kindheit an Kinderkrankheiten erkrankt waren, ein weitaus niedrigeres Krebsrisiko besteht.

3 Wie sicher ist der Impfstoff?

3.1 Die Herstellung des Impfstoffs

Der Impfstoff ist ein Präparat aus einer Suspension von Bakterien oder Viren (lebend, abgeschwächt oder abgetötet) oder aus ihren gewonnenen Toxinen (Giften) oder Stoffwechselprodukten. Er soll im Geimpften eine Produktion von Antikörpern anregen. Um Impfstoffe zu erzeugen, muss man den ursprünglichen Erreger entweder mehrfach von einem Tier auf das nächste übertragen, bis eine Veränderung im Sinne einer Abschwächung stattgefunden hat, oder ihn auf Spezialnährböden (zum Teil aus tierischem Eiweiß bestehend) anzüchten und mit entsprechenden Zellgiften abschwächen oder töten. Diese Stoffe, mit denen der Impfstoff während seiner Herstellung in Kontakt kommt, können anschließend wohl niemals wieder vollständig entfernt werden.

3.2 Impfstoffe aus Tieren, Zellen und der Gentechnik

Bei Einführung der Pockenimpfungen durch Jenner entnahm er zunächst Eiter aus dem Melkerknoten der Kuhmagd namens Nelmes und setzte diesen in die Haut verschiedener Versuchspersonen ein. Aus den an den Ritzstellen entstandenen Eiterbläschen entnahm er sodann Material zur Weiterführung der Impfreihe. Auch nahm er Material direkt aus einer tierischen Kuhpockenblase und vermischte dann tierischen und menschlichen Eiter. Zwanzigtausend Portionen an Impfstoff wurde an die europäischen Fürstenhöfe ins Ausland verschickt.

Die Lymphen wurden teilweise untereinander ausgetauscht

und man impfte damit vorwiegend Waisenkinder, um von den Eiterbläschen dieser Kinder neues Material zu gewinnen. Das Impfverfahren wurde von Pastoren, Hebammen, Frisören und Ärzten nachgeahmt. Mit Schrecken wurde bemerkt, dass viele Krankheiten und sämtliche Blutkrankheiten und vor allem die sonst nur über Geschlechtsverkehr übertragbare schreckliche Syphilis durch dieses Verfahren weiterverbreitet wurde; viele starben. Nun ging man dazu über, die Impflymphen in Kälbern zu züchten, wobei bei den Tieren großflächige Eiterungen entstanden. Nach der schrecklichen Prozedur wurden die Tiere getötet und das Fleisch an Armenhäuser gegeben. Immerhin wurden die Waisenkinder geschont...

Heute behauptet die pharmazeutische Industrie, zur Herstellung der Impfserien kaum mehr Tiere zu benötigen. Sie werden auf bestimmten Membranen und Zellen (sog. „Diploiden Zellen“) gezüchtet, bei denen es sich eigentlich um **Krebszellen** handelt. Diese Tatsache wird jedoch verheimlicht. Es gäbe auch keine Bedenken bezüglich dieser Tatsache und dem Krebsanstieg bei Kindern. Neuerdings werden die Impfstoffe auch gentechnologisch hergestellt und niemand kann sagen, ob diese Impfstoffe überhaupt irgendeine schützende Wirkung haben, ganz zu schweigen von den unbekannten Folgen jeglicher Genmanipulation, Gefahren, die durch aktuelle Diskussionen um Genprodukte mehr und mehr ins Bewusstsein rücken.

3.3 Viele Fremdsubstanzen in Impfstoffen

Reagiert ein Kind heftig mit Fieber, Absonderungen oder Hautausschlägen, dann beweist dies, dass der Organismus das Problem von innen nach außen zu lösen sucht, was ja zu begrüßen ist. Das Dilemma ist nur, dass viele der eingebrachten Fremdstoffe *nicht ausgeschieden werden können*, zum einen weil der Körper des Säuglings und Kleinkindes nicht vorbereitet und *unreif* ist, zum anderen weil die Injektionsdepots *Komplexe* von Fremdsubstanzen enthalten. Die meisten Impfstoffe enthalten *Formaldehyd* (für den Menschen als krebserregend eingestuft), *Aluminiumhydroxid* (hier wird ein Einfluss auf die Entwicklung der Alzheimer-Krankheit diskutiert) und *Thiomersal* (eine organische Quecksilberverbindung, die eine Allergie auslösen kann und deren mit einer Mehrfachimpfung verabreichte Dosis bereits die maximal erlaubte Tagesdosis für einen Erwachsenen erreicht – und das bei einem Säugling!).

Bei der sowieso schon zunehmenden Umweltbelastung unserer Zeit eine nicht akzeptable Tatsache!

Angesichts der Vielzahl von Stoffen und Giften erscheinen Allergien und allergische Reaktionen vorprogrammiert, zumal Kinder ja heutzutage doch oft schon auf die kleinsten Pollenkörner im Frühlingswind reagieren. **Keine** der Herstellungsarten kann die Harmlosigkeit der Impfstoffe garantieren, da die in ihm enthaltenen toxischen bakteriellen oder viralen Substanzen unvorhersehbare Reaktionen im Körper des Geimpften haben können. Deutlich erhöht wird das Risiko durch das Vorhandensein von *fremden Viren* in den auf Tieren oder Tierprodukten gezüchteten Impfstoffen. In diesem Fall kann der Impfstoff, was wiederholt bewiesen wurde, außer den Krankheitserregern der Krankheit, gegen die immunisiert werden soll, auch andere Krankheitserreger enthalten: Zweiterkrankungen werden gleichsam mitgeliefert.

3.4 Krebs, Aids, Hepatitis und Impfungen

Bestimmte Viren haben die Eigenschaft *bösartige Tumoren* auszulösen. Das gilt insbesondere für das Virus *SV 40*. Es konnte oft in Kulturen auf Affennieren nachgewiesen werden.

Diese Zellen werden zur Zucht von Viren der Poliomyelitis (Kinderlähmung) und zur Herstellung von Impfstoffen gegen diese verwendet. Das *SV 40*-Virus wurde in den fünfziger Jahren in Polioimpfstoffen entdeckt. Von der Einführung des Impfstoffes im Jahre 1955 an bis zu einer Produktionsverfahrensänderung 1961, also lange nach der Entdeckung, waren Schätzungen zufolge ein Drittel der Impfchargen mit diesen Viren verseucht. Mehrere Millionen Kinder, Jugendliche und Erwachsene in Europa, der Sowjetunion und den USA sind unwissentlich von ihren Ärzten mit *SV 40*-Viren infiziert worden. Und eine wachsende Zahl von Forschern glaubt, dass *SV 40* beim Menschen mit Krebs in Zusammenhang steht (19).

Viren sind auch auf Pferdekulturen (zur Herstellung von Impfstoffen gegen Tetanus) festgestellt worden. Stets ist zu beachten, dass Viren, die im Tierkörper und in den Tierorganen leben, in der Lage sind, bei einem Einbringen in einen Fremdorganismus ganz anders zu reagieren als in dem Organismus, von dem sie eigentlich stammen. Bei der Überquerung der Artenschranke können diese weiter vielfach ungehemmte langzeitige Erkrankungseffekte hervorrufen. Sind die *SV 40*-Viren bei Affen völlig harmlos, so sind sie bei anderen Arten und den Menschen lebende Zeitbomben! Des Weiteren mehren sich die Stimmen und Hinweise, dass auch das Auftreten von *HIV und Aids über die Verbreitung des Polioimpfstoffes* ausgelöst wurde. Beide Viren – Polio und HIV – entstammen Rhesusaffen. Affennieren werden und wurden ja, wie gehört, zur Züchtung der Polioviren verwendet (Nobelpreis für Enders und Wellen, denen diese Züchtung gelungen war) (6), (17)!

Überzeugende Beweise für *kontaminierte* (verunreinigte) *Impfstoffe* können zuhauf gegeben werden. ((6), (8), (9), (10), (12)). Einige Beispiele:

– Anfang der vierziger Jahre wurden etwa sechshunderttausend amerikanische Soldaten mit dem sogenannten Hepatitis B-Virus aus einem Impfstoff infiziert, eine Epidemie von Leberentzündungen mit vielen Todesfällen resultierte daraus.

- 1992 kam es Literaturberichten zufolge in der Schweiz zu einem Skandal: Ein Dreifachimpfstoff gegen Masern, Mumps und Röteln einer englischen Pharmafirma, der bei Zehntausenden von Kindern angewandt worden war, führte zu einer Vielzahl von postvaccinalen (nach Impfung aufgetretenen) Hirnhautentzündungen, ausgehend von einem bestimmten Masernstamm.
- Zu dieser Zeit ordnete die WHO (Weltgesundheitsorganisation) den teilweisen Rückzug eines anderen Masernimpfstoffes an, weil die Sterblichkeit unter den damit geimpften Kindern in der Dritten Welt zugenommen hatte. Die Todesfälle betrafen 20 % (!) der geimpften Kinder und waren auf Erkrankungen zurückzuführen, die infolge der Impfungen und der dadurch geschwächten Immunabwehr auftraten, wie aus Schwarzafrika berichtet wurde – ein programmierter Völkergenozid! – Wie immer in solchen Fällen wurden die verursachten Schäden bagatellisiert.

3.5 Langzeitbomben

Völlig ungeklärt ist bislang, welche Schäden an die folgenden Generationen genetisch weitergegeben werden können. Die Impfstoffe enthalten ja immer die genetische Information des Erregers (Virus oder Bakterium), von der wir wissen, dass sie für den Rest des Lebens im Körper verbleiben kann, eine Tatsache, die auch bei vielen natürlichen Infektionen, wie z. B. der Herpesinfektion, nachvollzogen werden kann. Kein Mensch weiß, welche Veränderungen dadurch im Körper stattfinden. Chronische Virusinfektionen und Krebsentstehung werden in der Wissenschaft oft in Zusammenhang gebracht.

Chromosomenveränderungen in den Zellkulturen durch Polioviren sind bereits nachgewiesen worden (Professor de Long, Toledo (10)).

Wissenschaftler konnten ebenfalls nachweisen, dass im Organismus des Geimpften auf der Grundlage des eingeimpften Toxins völlig neue Viren entstehen können, die überhaupt nicht im Impfstoff vorhanden waren. Durch schwächende Faktoren wie negative Umwelteinflüsse, schlechten Ernährungszustand oder Medikamente können sie aktiviert werden.

Forschungsarbeiten in den USA deckten verheerende Zusammenhänge auf: Zwei abgeschwächte Viren, die bei einer Impfung gemischt werden, können sich durch die Wechselwirkung im Organismus verbinden und eine neue, aktive und tödliche Form des Virus bilden (10).

3.6 Alle Impfstoffe enthalten Fremdeiweiß

Eine weitere zunehmende Gefahr entspringt den *Prionen*, kleinen Eiweißfragmenten, die unbemerkt unser Nervensystem erfassen und schleichend zerstören können. Die Berichte über die BSE-Seuche der britischen Rinder und der Kreutzfeld-Jakob-Erkrankung sind noch allzu frisch.

Prionen, die sich durch überhaupt keines unserer üblichen Desinfektionsmittel eliminieren lassen und sich direkt auch nicht feststellen lassen, befallen mottenfraßähnlich unbemerkt das Gehirn. Nach fünf bis 30 Jahren müssen die so Befallenen elend zugrunde gehen (Kreutzfeld-Jakob-Krankheit).

Keiner kann uns garantieren, dass Tierzellen und die aus diesen gewonnenen Impfseren frei sind von diesen gefährlichsten Zeitbomben!

Auf jeden Fall enthalten die Impfstoffe Eiweiße oder Eiweißbestandteile, die für unseren Organismus fremd sind. Gerade dieses *Fremdeiweiß* ist als Auslöser schlechthin bekannt für allergische Reaktionen, die ja in den letzten Jahren explosionsartig zugenommen haben. Aus diesem Grund vermeidet man auch sonst in der Medizin die Zufuhr von Fremdeiweiß, wo es nur geht!

Völlig unbegreiflich erscheinen hierbei die Forderungen vieler mir bekannter Kinderärzte, gerade bei Neurodermitis- und Allergiekindern wegen deren schlechten Immunsystems unbedingt eine Impfung durchführen zu lassen.

3.7 Impfstoffzusätze

Die **Impfstoffzusätze** und ihre **möglichen Auswirkungen** zeigt zusammengefasst die folgende Tabelle:

Antibiotika (v. a. Neomycin, Tetracyclin, Gentamycin)	Allergie auslösend nephro- und ototoxisch (Nieren und Gehör schädigend) Magen-Darm-Probleme auslösend
Formaldehyd	Allergie auslösend, krebserregend, alle Entgiftungswege schwer belastend
Natriumtiomerfonat (als Konservierungsmittel)	Allergie auslösend
Thiomersal (Thiosalicylsäure u. Äthylquecksilber) (als Konservierungsmittel)	Halbwertszeit ca. 20 Jahre (!), Allergie auslösend, hochgiftig
Polysorbat (als Konservierungsmittel)	Allergie auslösend

Human-Albumin (als Stabilisator)	Allergen
Protaminsulfat (als Stabilisator)	Gefahr des plötzlichen Blutdruckabfalles, Atemstörungen, Hautrötungen
Hühnereiweiß	Allergen
Hydrolisierte Gelatine (als Farbstoff und Bindemittel)	Gefahr von BSE
Aluminiumhydroxid (als Adiuvans)	Allergen, evtl. Beteiligung bei der Alzheimer Krankheit; Gefahr der Granulombildung (geschwulstähnliche Knoten) bei intramuskulärer Verabreichung
Farbstoffe wie Phenolrot	Allergie auslösend
Viren, die gezüchtet werden auf: **Hühnerfibroblasten** (FSME) **Humane diploide Zellkulturen** (MMR) **Affennieren** (Polio)	artfremd, Krebszellen, Gefahr von Einschleusung unbekannter Erreger
Immunglobuline vom Menschen (Passiv-Impfung)	Gefahr der Übertragung von Hepatitis, HIV u. a.

Tab. 3: Impfstoffzusätze und mögliche Auswirkungen

4 Die Impfungen im Einzelnen

4.1 Polio (Kinderlähmung)

Erreger ist ein neurotropes Entero-(Darm)Virus, d.h. es befällt bevorzugt Nervenzellen, -bahnen, -gewebe und -kerne und kann diese nach kürzerer oder längerer Zeit so umprogrammieren, dass sie sich selbst zerstören. Bekannt sind drei Typen: Typ I, Typ II und Typ III.
Vorkommen: Die Infektion ist stark abhängig vom sozioökonomischen Standard der Bevölkerung, gefährdet daher v.a. Menschen in Slums, schlechten Wohn- und Lebensbedingungen und in Kriegszeiten.
Impfstoff: Abgeschwächte lebende Polioviren Typ I bis III, gezüchtet auf Affennieren-Zellkulturen, Schluckimpfstoff, seit 1998 Aussetzung und Übergang zur Injektion mit inaktiviertem Impfstoff. Zusätze: Neomycin, Peptide, Polygelin, Polysorbat, Salze, Zucker; der neue Impfstoff: Phenoxyethanol, Formaldehyd, Phenolrot, die Antibiotika Neomycin, Streptomycin und Polymyxin B.
Grundimmunisierung: Zweimal im Abstand von 2 bis 6 Monaten, dann nach einem Jahr; vier Injektionen bei Kombinationen mit dem Keuchhusten-Impfstoff. Auffrischimpfung alle zehn Jahre.
Übertragung: Ansteckungsmodus: von Mensch zu Mensch, durch Tröpfcheninfektion sehr selten; am häufigsten fäkale Schmutz- und Schmierinfektion. Eintrittspforte ist der Darmtrakt. Inkubationszeit (Zeit von der Infektion bis zum Auftreten erster Krankheitserscheinungen): 3–14 Tage.
Klinisches Bild: 90 bis 95 % aller Poliomyelitisfälle verlaufen klinisch inapparent (d.h. symptomarm oder ganz symptomlos), eine Infektion verleiht hier lebenslange Immunität.

Bei den restlichen Fällen:

4–5 %: grippeähnliche Symptome mit aseptischer Meningitis (Hirnhautentzündung) mit völliger Genesung nach wenigen Tagen.

Nur bei ***0,1–1%*** anschließend typische Symptome der Poliomyelitis mit meist spinaler Lähmung (d. h. Lähmung der Gliedmaßen, seltener bulbopontine Form (Lähmung der Hirnnerven, Atmung, Kreislaufzentren). Die Poliomyelitis kann in jeder Phase enden und muss nicht alle Phasen durchlaufen.

Sterblichkeit der erkrankten fünf Prozent: 5–10 % in Epi-

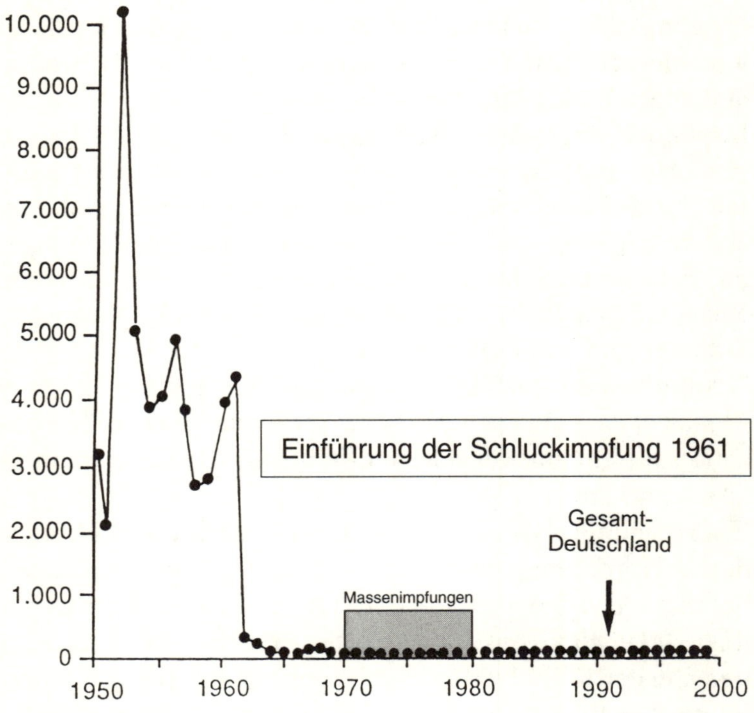

Quelle: Bundesgesundheitsblatt 8, S. 409 (1992) *und* Statistisches Bundesamt Wiesbaden, Fachserie 12, Reihe 2

Abb. 4.1: Poliomyelitis-Erkrankungen seit 1950

demiezeiten; jedoch erfolgt bei der Mehrzahl der Patienten eine Rückbildung der Symptome innerhalb eines Jahres.

Die Impfbefürworter führen immer an, dass *die Schluckimpfung die alleinige Ursache des Rückgangs der Poliomyelitistodesfälle* gewesen ist. Hierzu die Fakten (Abb. 4.1 und Abb. 4.2):

Die Grafiken zeigen Folgendes:

- Als 1954 die Virelonimpfung *eingeführt* wurde, ***stiegen*** daraufhin die Todesfälle!
- 1955 wurde wegen gehäufter Zwischenfälle in den USA *die Polio*impfung eingestellt. Die Todesfälle gingen daraufhin deutlich zurück!
- 1958 wurden erneut *Massenimpfungen gegen Kinderlähmung* durchgeführt – daraufhin kam es wieder zu einem

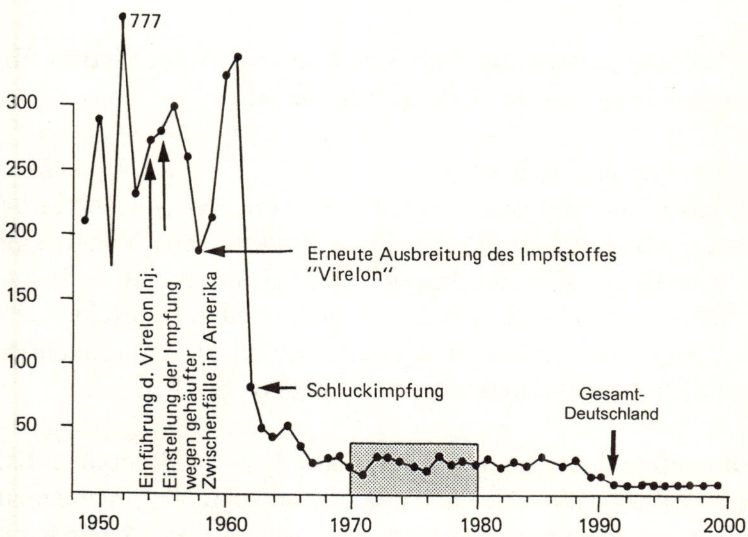

Quelle: Statistisches Bundesamt Wiesbaden, Gruppe VII D und Fachserie 12, Reihe 2

Abb. 4.2: Todesfälle an Poliomyelitis seit 1949

Anstieg der Todesfälle bis etwa 1960, um dann deutlich zurückzugehen.

- 1961 wurde die *Schluckimpfung eingeführt* – die Todesfälle waren bereits vorher erheblich zurückgegangen. Die Polio befand sich also auf dem Rückzug, bevor Impfstoffe massenhaft eingesetzt wurden!
- Massenimpfungen, zwischen 1970 und 1980 durchgeführt (grau gepunktetes Kästchen) ändern nicht den Kurvenverlauf gegen Null.
- Die Lähmungsfälle durch eine Polioerkrankung gingen in Europa kontinuierlich zurück und zwar in Ländern mit absolutem Impfzwang ebenso (wie der damaligen DDR) wie auch in Ländern mit indirektem Impfzwang (BRD) sowie in Ländern mit völliger Freiwilligkeit (Skandinavien) und auch in Ländern, in denen nur wenige Polioimpfungen durchgeführt wurden. Gleiches wird aus Australien und anderen Ländern berichtet.

Schlussfolgerung: Die Impfung kann nicht der Grund für einen Rückgang der Erkrankung sein!

- Die Geschichte lehrt uns:
  Trotz Impfung von 200 000 Kindern brach in Natal und Kua Zulu (Südafrika) eine neue Polio-Epidemie aus. Von den im Krankenhaus verstorbenen Kindern hatten 30 % einen „kompletten“ und 70 % einen inkompletten Impfschutz.
  Es wurden immer wieder Ausbrüche von Poliomyelitisfällen in total durchgeimpften Ländern gesehen (6).

Das letzte deutsche Kind erkrankte 1978 an Poliomyelitis, d. h. seit über 20 Jahren gab es keine autochtonen (im eigenen Land entstandenen) Erkrankungen. Seitdem hat es nur noch Lähmungsfälle gegeben, die nach Poliomyelitis*impfung* aufgetreten sind (Abb. 4.1).

Dies war auch der Grund, dass, wie oben erwähnt, im Jahre 1998 der Impfstoff von der „Schluckmethode“ auf Injektion umgestellt wurde. Zu viele Kinder hatten eine Impfpolio akquiriert – im Verhältnis zu *keiner einzigen* natürlichen Infektion! Eine wichtige Nebenwirkung der Polioimpfung war also die Polio selbst!! Erst nach über 30 Jahren wurde gehandelt. Was wird man nach den nächsten 30 Jahren über den neuen Impfstoff sagen?! Auch hier muss in diesem Zusammenhang die Frage erlaubt sein: Wenn seit über zwanzig Jahren kein deutsches Kind mehr an Polio erkrankt ist, ist dann die Impfung überhaupt noch notwendig? Die Polioimpfung hinterlässt zwar wenige, aber besonders folgenschwere Impfschäden. Über *anerkannte* Impfschäden bei Poliomyelitis kann bei Dr. Buchwald (6) nachgelesen werden.

Man muss sich den Sachverhalt einmal vor Augen führen:

Ein (west-)europäisches Kind kann sich nur an Polio anstecken, wenn Folgendes passiert:

- Reise in ein Land mit schlechten Lebensbedingungen (z. B. Slums in Südafrika),
- unser Kind müsste dort mit einheimischem Kind im Sand spielen,
- unser Kind müsste die Fäkalien dieses Kindes in den Mund nehmen;
- wenn dieser Fall 100-mal passiert, dann würde 0,1–1 Kind an Polio erkranken,
- und dann welches? Doch nur *ein Kind mit schlechten Regelkreis- und Abwehrsystemen!*

In Gebieten, wo es die Kinderlähmung noch gibt, erkranken doch nicht alle Kinder! Es sind nur diejenigen gefährdet, die schlecht ernährt, in schlechten hygienischen Verhältnissen leben und vor allen die, welche gleichzeitig eine schlechte Abwehrlage und eine schlechte Entgiftungsleistung des Darmlymphatikums besitzen!

Eine *völlig gleiche Handhabung der Impfmethode* bei *allen* Kindern dieser Welt (was ja charakteristisch ist für die Schulmedizin) muss doch sehr zweifelhaft erscheinen. Individuelle Bedürfnisse werden gänzlich missachtet!

Fazit:

Die Impfentscheidungen müssen abhängig gemacht werden von den hygienischen Verhältnissen, dem Ernährungszustand, dem Immunstatus, der Darmsituation, der Auftretungs-Wahrscheinlichkeit für die Erkrankung, letztendlich verbunden mit einer sorgfältigen Nutzen- und Risikoabwägung.

Übersehen werden darf nie das Risiko der Ausbildung einer Impfpoliomyelitis bei einem Impfling oder in dessen Umfeld. Die Polioimpfung hinterlässt zwar wenige, aber dafür folgenschwere Impfschäden (6).

Abgesehen von meinen Erfahrungen über die Schädlichkeit der Polioimpfung (siehe Kapitel 5) ist doch hier ganz klar zu konstatieren:

Keine Polioimpfung bei dem durchschnittlichen Kind in Deutschland angesichts unseres hohen Hygienestandards und der guten Ernährungssituation, der Auftrittswahrscheinlichkeit und in Abwägung des Impf- und Erkrankungsrisikos!

Sollte man sich zur Impfung entschließen, kann ohne weiteres bis zum dritten Lebensjahr abgewartet werden.

Bei Betrachtung des Krankheitsverlaufes zeigt sich, wie immer bei einer Infektion, der beispielhafte herausgearbeitete Satz: *„Die Mikrobe ist nichts, das Terrain ist alles!...“*

Wenn ich dann von Müttern von Neurodermitis-Kindern hören muss, dass ihr Kinderarzt sie zur Polioimpfung gedrängt hat, gerade weil das Neurodermitis-Kind ein schlechtes Immunsystem habe und es besonders „geschützt“ werden müsse, so kann ich nur traurig feststellen, dass unsere Schulmedizin leider oftmals gerade bei chronischen Erkrankungen nicht die leiseste Ahnung eines Krankheitsverständnisses besitzt. Dies kann man an ihren Therapieerfolgen auch häufig unschwer ablesen. Eine der Hauptursachen der Neurodermitis (siehe entsprechendes Kapitel in meinem Buch *„Gesund überleben“*, (20)) ist die schlechte Lymphabflusssituation des Darmes. Kommen in solche „verstopften“ Lymphbahnen (= Reinigungs- und Abflusskanäle) die Polio-Erreger der Impfung, so können sie – genau wie die Farb- und Konservierungsstoffe und andere Gifte – nicht entgiftet werden und bleiben gleichsam „hängen“.

So bilden sie einen lokalen Resonanzboden für eine Infektion. Der Weg für eine Ansteckung ist quasi schon gebahnt.

Die Gefahr einer Polioerkrankung ist nach der Polio-Impfung meines Erachtens um ein Vielfaches höher! (Siehe ausführliche Erörterungen hierzu später, Kap. 5).

Interessant sind im Polio-Zusammenhang die Mitteilungen von Cournoyer (17):

Es war festgestellt worden, dass Zahnkaries mit Polio einhergeht und es wurde vermutet, dass Fabrikzucker eine Ursache oder Mitursache der Erkrankung sein kann. Dr. Sandlers, ein amerikanischer Arzt, hatte den Zusammenhang von Epidemien in den Sommermonaten mit dem gewaltigen Zuckerkonsum in Form von Eis, Limonaden und anderen Süßigkeiten vor mehr als vier Jahrzehnten erkannt. Sein Ankämpfen brachte Erfolg. Die Bevölkerung reagierte auf seine öffentlichen Warnungen. Daraufhin ging nicht nur der Zuckerkonsum drastisch zurück, nein, auch die Erkrankungen an Poliomyelitis gingen in North Carolina von 2402 Fällen im Vorjahr auf 214 Fälle im Jahre 1949 zurück, während in den anderen Bundesländern die Erkrankungen weiter gestiegen waren! Dieses Resultat wurde *ohne* Impfung erreicht. Rundfunk und Zeitungen berichteten über diesen beachtlichen Erfolg vor der

Entwicklung des Impfstoffes. Heute wird er totgeschwiegen oder abgestritten ...

Totschweigen, Abstreiten und Verbreiten von falschen Tatsachen u. ä. finden sich im Impfzusammenhang sehr oft. Beispielhaft sei hier zum Abschluss eine Abbildung einer Statistik, die zeigt, mit welchen irreführenden Argumenten die Pharmaindustrie die Eltern aufklärt:

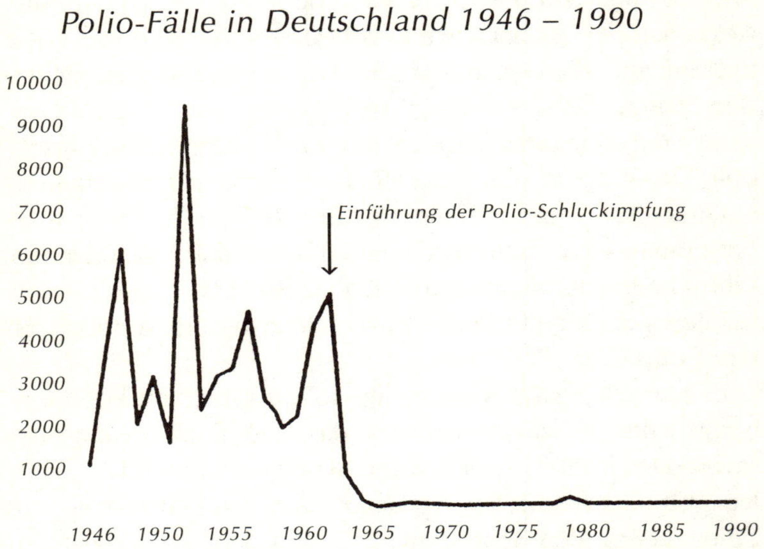

(Abbildung in einem Informationsheft für Eltern einer großen deutschen Pharmafirma mit dem Titel: „Leben schützen von Anfang an – Impfen heißt vorbeugen." Eine Mutter hatte es bei der Impfdiskussion vorgelegt)[1].

Abb. 3: Poliomyelitis-Fälle in Deutschland und die Einführung der Polioschluckimpfung
(Beispiel für Falschinformation der Impfbefürworter)

[1] Original dem Autor und Verlag vorliegend

4.2 Tetanus (Wundstarrkrampf)

Unter den Krankheiten, gegen die üblicherweise geimpft wird, ist Tetanus wohl diejenige, vor der sich Eltern am meisten fürchten. Sogar viele Impfkritiker lassen ihre Kinder wenigstens dagegen impfen.

Erreger ist das Bakterium Clostridium tetani mit besonderer Affinität (Vorliebe) zum Nervensystem.

Vorkommen: Tetanusbakterien kommen im Darmtrakt und im Mist von Pferden in großen Mengen vor, daneben in alter Gartenerde, rostigen Metallgegenständen und Straßenstaub, wegen der zunehmenden Motorisierung jedoch in zunehmend *abnehmender* Konzentration, sowie gelegentlich in getragener Kleidung.

Sie können sich nur unter *anaeroben* (d. h. unter Luftabschluss-)Bedingungen vermehren, was bedeutet, dass nur tiefe luftabgeschnittene, verklebende, verschmutzte und nekrotisierende (d. h. mit absterbendem Gewebe versehene) Wunden für eine Vermehrung in Frage kommen, jedoch nie große und gut belüftete Wunden oder bloße Abschürfungen, wie in diversen Impfschriften immer wieder behauptet wird.

Infektion nur durch direkten Kontakt, keine Ansteckung und keine Epidemieentwicklung.

Bei Neugeborenen kann es bei schlechter Nabelschnurhygiene zur *Neugeborenentetanus* kommen (oft in Entwicklungsländern).

Impfstoff: Der Impfstoff besteht aus der 50-fachen tödlichen, durch Formol entgifteten Toxinmenge. Zusätze: Aluminiumhydroxid sowie Natriumtrimerfonat p-(äthyl-mercuri-thio)-benzol-sulfonsäure und Natriumsalz, Formaldehyd.

Grundimmunisierung: Zwei Injektionen im Abstand von 6–12 Wochen und einer dritten Gabe nach einem Jahr ab dem 3. Lebensmonat. In Kombination mit anderen Impfungen:

Drei Impfungen im Abstand von mindestens vier Wochen, vierte Impfung ab dem 11. Lebensmonat. Auffrischung wird empfohlen nach (5–)10 Jahren.

Klinisches Bild: Der Wundstarrkrampf äußert sich mit einer Starre der Muskulatur und Lähmungen und Krämpfen; bedrohlich sind Kehlkopf- und Zwerchfellkrämpfe. Auch lokaler Tetanus ist möglich: Hier nur Muskelkrampf auf die Umgebung der Eintrittspforte begrenzt. Die Prognose ist durch moderne Behandlungsmethoden bei Kindern und Jugendlichen günstiger geworden, bei älteren Personen weiterhin schlecht. Das Überstehen einer Tetanuserkrankung hinterlässt keinen Schutz vor einer erneuten Erkrankung!

Die Abbildungen 4.4 und 4.5 zeigen Erkrankungen und Todesfälle an Tetanus in Deutschland:

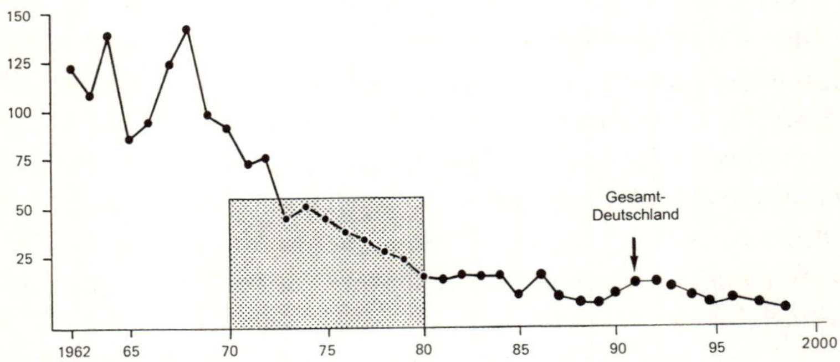

Quelle: Statistisches Bundesamt Wiesbaden

Abb. 4.4: Erkrankungen an Tetanus in der Bundesrepublik Deutschland 1962 bis 1997

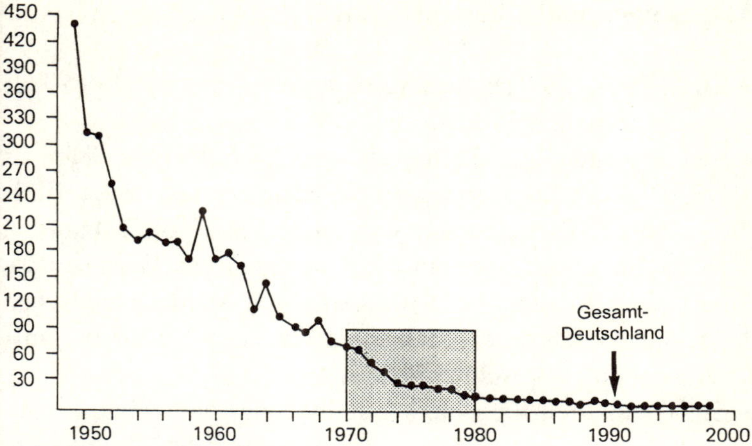

Quelle: Statistisches Bundesamt Wiesbaden

Abb. 4.5: Todesfälle an Tetanus seit 1949

Die Abbildung 4.6 zeigt die Tetanustodesfälle nach Alter und Geschlecht in der BRD:

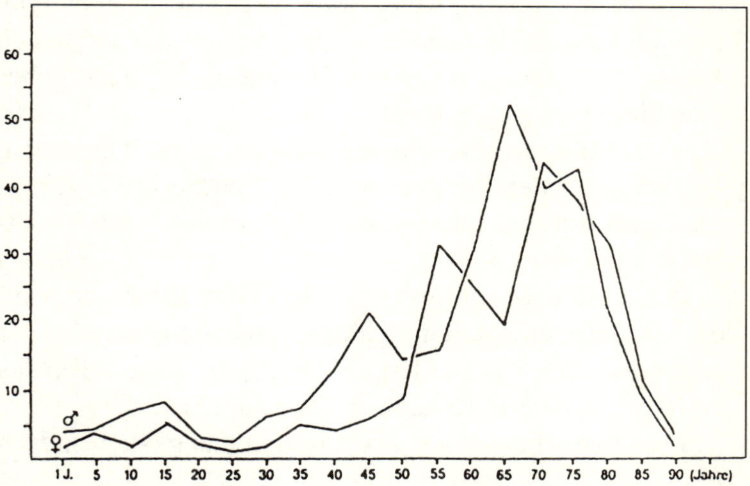

Quelle: Allerdist, H.: Die gelben Hefte 1, S. 26 (1981)

Abb. 4.6: Todesfälle an Tetanus von 1968 bis 1978, nach Alter und Geschlecht

Ableitungen und Überlegungen:

- Zirka *100–150* Tetanuserkrankungen in der BRD pro Jahr in den sechziger Jahren.
- Seit den achtziger Jahren ca. *10–20 Fälle von Tetanuserkrankungen pro Jahr*, selten bei Personen unter fünfzig Jahren. Es treten nur so *wenige* Fälle von Tetanus in Deutschland auf, obwohl die Umfragen des Berliner Robert-Koch-Instituts bei 6408 deutschen Männern zwischen 21 und 40 Jahren ergaben, dass nur ca. 42% einen „ausreichenden“ Impfschutz hatten!
- Sieht man sich die Altersverteilung der gemeldeten Tetanustodesfälle an, so ist erkennbar, dass der *Tetanus ein Problem des älteren Menschen* ist.
- *Auffallend schneller Rückgang der Tetanustodesfälle in den fünfziger Jahren ohne hohe Durchimpfrate! Massenimpfungen* von 1970 bis 1980, in den Abbildungen mit grau gepunktetem Kästchen dargestellt, haben *keinen positiven Einfluss* im Kurvenverlauf (wie bei TBC, Diphtherie, Keuchhusten und Polio auch!). Im Gegenteil, der abfallende Knick wird danach flacher und geht nicht, trotz hoher Durchimpfrate, gegen Null!

  In der Millionenstadt Hamburg sind in der Zeit nach dem Krieg mit all den Problemen dieser Epoche (1945–1952) innerhalb von fünf Jahren nur 85 Tetanusfälle nach Verletzungen aufgetreten.

  Der bekannte Chirurg Professor Hackethal, der mit der allgemeinen Impfempfehlung gebrochen hatte, in der Ambulanz bei jeder offenen Verletzung gegen Tetanus zu impfen, hatte in seiner über 30-jährigen Laufbahn keinen einzigen Fall einer Tetanuserkrankung zu beklagen (6).

  Das statistische Bundesamt zählte in den Jahren 1985 bis 1997 zwischen 11 und 17 Erkrankungen an Tetanus pro

Jahr mit jeweils zwei bis sechs Todesfällen. Die Gefahr, an Tetanus zu versterben, betrug nach Hochrechnungen 25 %. Die jüngste in diesem Zeitraum erkrankte Person war 30 Jahre alt.

Bei den Verletzungen, die den Tetanuserkrankungen zugrunde lagen, handelte es sich meist um größere Verletzungen und Unfälle (Sturz oder Fahrradunfall, Kreissägeverletzungen, Verletzungen mit Beil oder rostigen Gegenständen, aber auch Wunden bei der Gartenarbeit durch Rosen oder Brombeeren).

Nur ein kleiner Teil der an Tetanus Erkrankten suchte unmittelbar nach der Verletzung einen Arzt auf. Ca. 25 % der Erkrankten waren ungeimpft, etwa 12 % galten als unzureichend geimpft. Über 9 % waren jedoch zuvor ausreichend oft geimpft worden. Bei den anderen lagen keine genauen Angaben zum Impfstatus vor. Aus den USA werden ähnliche Beobachtungen berichtet (5).

Tetanus ist also per se eine absolute Rarität und tritt noch seltener bei jüngeren Menschen und Kindern auf.

- Der dafür betriebene *heutige Impfaufwand* steht unseres Erachtens in keinem Verhältnis dazu.

  Trotz ausreichender „Immunisierung“ kommt es scheinbar zu nicht wenigen „Impfversagern“.
- Die *Prognose einer Tetanuserkrankung* ist bei Kindern gut. Die Sterblichkeit betrug in den USA 5 % bei den 5 % an Tetanus erkrankten Personen unter 20 Jahren in den Jahren 1985 und 1986 (17).

  Homöopathen berichten zudem von einer sehr guten Möglichkeit, Tetanus wirkungsvoll behandeln zu können („Hypericum“, siehe Heimapotheke S. 75).

  Bei uns führt (bei den älteren Patienten) jeder dritte Fall zum Tode.

In Indien, trotz seiner schlechten hygienischen Bedingungen, verläuft nur jeder fünfte Fall tödlich. Möglicherweise führt im Westen die unkritische gleichzeitige *Aktiv- und Passivimpfung* nach Verletzung zu einer zusätzlichen Gefährdung des bereits inkubierten Verletzten („*Überimpfung*") (13): Der schon mit Tetanus Infizierte wird durch eine vorgenommene Simultanimpfung im Verletzungsfall nochmals mit Giften und mit einer Immunbelastung zusätzlich belastet! Konsequenz:

Niemals im Verletzungsfalle die* Aktiv*impfung durchführen lassen!

- Als öfters beschriebene **Nebenwirkung** der Tetanusimpfung sei hier das Guillain-Barré-Syndrom, eine Nervenentzündung mit aufsteigender Lähmung, erwähnt.
- Die Tetanusimpfung führt nach meinen eigenen Untersuchungen und Erfahrungen in 100% der Fälle zu zum Teil schwerwiegenden Blockaden von wichtigen Akupunktur-Meridianen in unserem übergeordneten Regulations- und Steuerungssystem. (Näheres siehe Kapitel V.)
- **Ohne Zweifel ist die adäquate Wundversorgung das oberste Gebot!**

In der kritischen Impfliteratur wird diese Impfung am meisten kontrovers betrachtet. Selbst zahlreiche Homöopathen zählen diese Impfung, die im Allgemeinen als gut verträglich und, unter Beachtung der Kontraindikationen (siehe Diskussion Kapitel V), nur mit einem geringen Risiko eingestuft wird, zu den *notwendigen* Impfungen. Andere lehnen sie ebenso kategorisch ab. Einig sind sie sich nur bei der Problematik der *Überimpfung*: Nach neueren Untersuchungen bei Bundeswehrsoldaten oder bei der Untersuchung von Verletzten in einer chirurgischen Klinik hatten praktisch alle Rekruten und

Patienten einen ausreichend hohen Impftiter, auch wenn die letzte Impfung schon länger als zehn Jahre zurücklag. Bei übertrieben häufiger Impfung steigt das Risiko einer Impfkomplikation auch bei Erwachsenen erheblich, weshalb es empfehlenswert ist, im Verletzungsfalle unbedingt den Impfpass mit in die Klinik zu nehmen und sich keinesfalls häufiger als alle zehn Jahre impfen zu lassen. So kann dem Überimpfen bei jeder kleinen Verletzung und, wie häufig gesehen, dem erneuten „Durchziehen" der kompletten Impfserie mit erneut drei Impfungen innerhalb eines Jahres wirkungsvoll begegnet werden.

Bei der *Impfentscheidung* sollten alle erwähnten Diskussionspunkte mit einfließen.

Eltern, die eine Tetanusimpfung wünschen, raten wir nicht von dieser Impfung ab. Sie bleibt eine persönliche Entscheidung.

Sie sollten sich jedoch stets überlegen, wie groß die Gefahr ist, dass sich ihr Kind in seinen ersten Lebensmonaten (!) und -jahren Wunden und Verletzungen zuziehen kann, die die Gefahr einer Tetanusimpfung in sich bergen.

Angesichts dieses geringen Erkrankungsrisikos scheint es mir vertretbar, ein Kind erst nach dem zweiten oder dritten Lebensjahr zu impfen.

Seitdem z. B. in Japan erst ab dem zweiten Lebensjahr geimpft wird, ist die Impfschadensquote drastisch gesunken. Gerade bei derart niedrigem Infektions- oder Erkrankungsrisiko ist ein solches Vorgehen nicht nur vertretbar, sondern sogar empfehlenswert (16).

Nach einer optimalen homöopathischen Konstitutionsbehandlung kann im Einzelfalle individuell über die Durchführung der Tetanusimpfung entschieden werden. Kontraindikationen sind stets zu berücksichtigen (Kap. 5.14).

Im Falle einer Verletzung ist immer eine **richtige chirurgische Wundversorgung** mit Säubern und Reinigen, Desinfizieren und Verbinden und eventueller Ruhigstellung das Wichtigste. Daneben sollte jede größere Verletzung mit homöopathischen Mitteln abgedeckt werden. Bei Nichtgeimpften bedürfen schwere Verletzungen, die wirklich die Gefahr einer Tetanuskomplikation in sich bergen, einer *passiven Impfung* (d.h. Einspritzung von Gegenantikörpern).

Im Falle einer Verletzung sollen die wichtigsten *Akutmittel* aus 200 Jahren Erfahrung der Homöopathie in keiner Haus- und Reiseapotheke fehlen und sind dann sofort zu verabreichen, (modifiziert nach (13)):

• **Aconitum** D30	„Akut"-Mittel, Unfall, Schock; immer als Erstgabe, als Einzelgabe
• **Arnica** D12	jede Verletzung, Blutung, Quetschung, Faserriss
• **Hypericum** D12	Nervenquetschung und Schürfung
• **Ledum** D12	tiefe Verletzungen durch Dorn, Stachel, Nagel, Tierbiss, Holzsplitter
• **Cantharis** D12	Verbrennungen II. und III. Grades (sowie örtliche kalte Alkoholumschläge über 24 Stunden)
• **Calendula-Lösung 20%ig**	als zusätzlich lokale Therapiemaßnahme (Waschung oder Bad)

Tab. 4: Wichtige homöopathische Maßnahmen im Falle von Verletzungen und Wunden

Die Arbeitsanweisung für Patienten meiner Praxis zeigt die folgende Zusammenstellung:

Hausapotheke für Verletzungen und Unfälle

Arnica D 12:	– bei allen Arten von Verletzungen (Wunden, Stöße, Prellungen, Verstauchungen) 2-mal 3 Globuli bis 5-mal 3 Globuli täglich, je nach Schmerzen und Schwere der Verletzung
zusätzlich:	
Ledum D 12:	– bei allen Stich-, Biss- und Nadelverletzungen 3-mal 3 Globuli täglich im Abstand von einer Stunde, dann drei Tage lang, je eine Gabe morgens (so auch vor allem nach Zeckenbiss!)
zusätzlich:	
Hypericum D 12:	– bei schweren Verletzungen (mit Gewebe-/Nervenverletzungen), wo Tetanusgefahr, Schürfwunden, schmerzhafte Verletzungen 3-mal 3 Globuli
Cantharis D 12:	– bei Verbrennungen 3-mal 3 bis 5-mal 3 Globuli (plus Arnica D 12 siehe oben)
Apis D 12:	– bei Bienen-, Wespen-, Mückenstich, Zeckenbiss u. ä., vor allem bei Schwellungen der Einstichstelle 3-mal 3 Globuli (plus Ledum D 12 siehe oben)

Wunde säubern mit **Calendula-Lösung 20 %**, als Bad oder Waschung, danach Desinfektionsmittel!

Diese sehr kompetenten Mittel zusammen mit einer guten Abwehr- und Entgiftungsleistung, welche ein guter naturheilkundlich arbeitender Arzt imstande ist zu erreichen, sind neben einer guten Wundversorgung der beste Schutz gegen Tetanus. Ein gesunder Mensch mit guter Abwehr- und Entgiftungsleistung wird nach menschlichem Ermessen nicht an Tetanus erkranken. Außerdem stellt Tetanus nicht die Gefahr dar, wie sie von Impfstrategen gerne heraufbeschworen wird. Unsere Menschheit wäre nicht über zwei Millionen Jahre alt geworden, wäre Tetanus die große Bedrohung. Viele Menschen wären ja durch Tetanus hinweggerafft worden angesichts der Vielzahl von Verletzungen, die sich die Menschen in den letzten Jahrtausenden sicherlich immer wieder zugezogen haben, ohne jedoch geimpft zu sein!

Bei einer Entscheidung zur Nichtimpfung bietet sich hier eventuell die ***„homöopathische Impfung“***[1] *an*, die überaus wirkungsvoll zu sein scheint und *keinerlei* Risiken in sich birgt.

Bei der „homöopathischen Impfung“ wird (möglichst) *nach* einer homöopathischen Konstitutionsbehandlung, die weitgehend alle Schwachstellen des Immunsystems auszuschalten versucht, eine *komplette* Immunantwort auf den Erreger oder das Toxin mittels Gabe von homöopathischen Kügelchen verabreicht. Der Erreger oder dessen Gift ist so hoch potenziert (verdünnt), dass nicht der Erreger oder das Gift selbst, sondern nur noch dessen *Information* enthalten ist. So können *alle* an der Erregerabwehr beteiligten Organe und Systeme *ohne jegliche gefährliche Nebenwirkung* sich in deren Bekämpfung üben.

---

[1] Weitere Einzelheiten zur sog. Homöopathischen Impfung bei Ravi Roy (15) und im Kapitel 5.16.

4.3 Diphtherie

Erreger: Corynebakterium diphtheriae, dessen Toxin (Gift) eine Lokal- und eine Fernwirkung herbeiführen kann.
Verbreitung: Im vorigen Jahrhundert war die Diphtherie eine weit verbreitete Erkrankung mit einer hohen Sterblichkeitsrate, vor allem bei Kindern, in den letzten Jahrzehnten eine absolute Rarität.
Übertragung: Durch direkten Kontakt bzw. durch Tröpfcheninfektion, eine indirekte Infektion durch Gegenstände ist höchst selten.
Inkubationszeit: 2–5 Tage.
Impfstoff: Durch Formalin entgiftetes, isoliertes und gereinigtes Diphtherietoxin, Aluminiumverbindungen. Wird meist zusammen mit den Tetanus-, Keuchhusten- und HIB-Seren als Kombinationsimpfstoff verabreicht.
Grundimmunisierung: Drei- oder viermal, nach bekanntem Schema wie beim Tetanus.
Kontagionsindex: Durch Kontakt mit einem Träger der Bakterien beträgt die Ansteckungswahrscheinlichkeit 10 bis 20 %.
Klinisches Bild: Lokalwirkung des Giftes: Infektion des Rachens und der Mandeln mit Ausbildung von weißen Belägen und intensivem allgemeinem Krankheitsgefühl, Lymphknotenschwellung und fadsüßlichem Geruch; auch Nasendiphtherie mit eitrig blutiger Sekretion ist möglich.
Nach 4–5 Tagen entweder Heilung oder Fernwirkung: Herzmuskel- und Nierenschädigung.

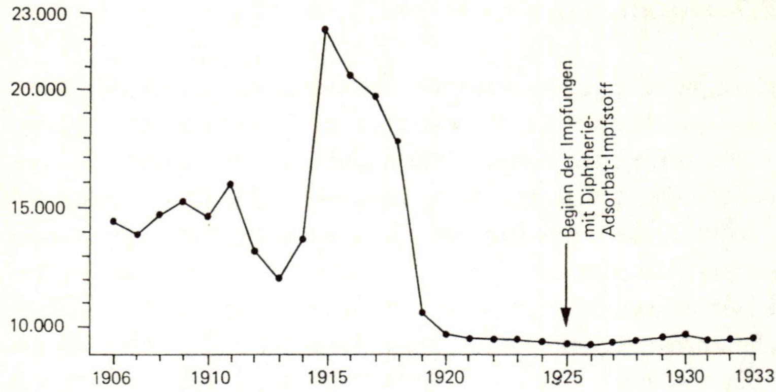

Quelle: Statistisches Bundesamt Wiesbaden VII D

Abb. 4.7: Todesfälle an Diphtherie von 1906 bis 1933

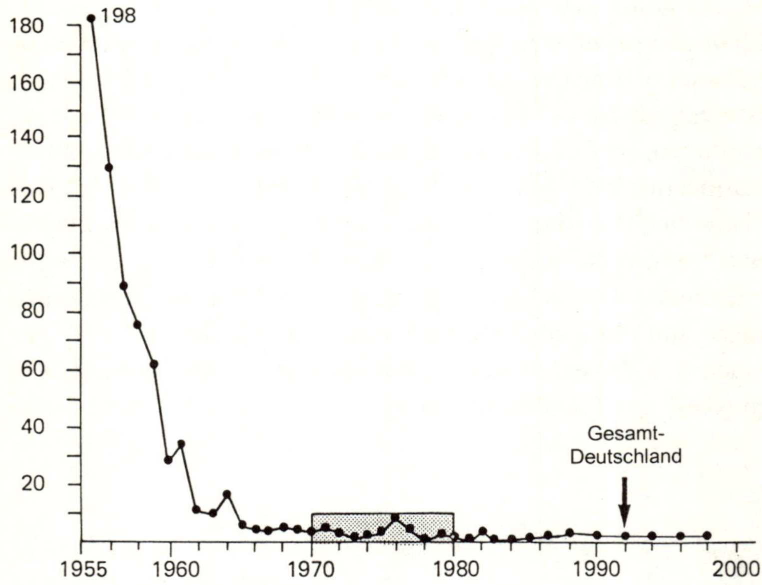

Quelle: Statistisches Bundesamt Wiesbaden VII D

Abb. 4.8: Todesfälle an Diphtherie seit 1955

Folgerungen zu den Tabellen 4.7 und 4.8:

- Zu Beginn des zwanzigsten Jahrhundert ca. 15 000 Todesfälle pro Jahr, im 1. Weltkrieg dann deutliche Zunahme, wie bei fast allen Infektionskrankheiten in Kriegszeiten bekannt, nach Kriegsende stetiger Rückgang, nach Beginn der Diphtherie-Impfung wieder leichter Kurvenanstieg. Ein solcher Kurvenanstieg lässt sich so erklären, dass sich unter den Impflingen auch Kinder in der Inkubationszeit, d. h. Kinder, die sich schon angesteckt hatten, befunden haben müssen. Ein solches Kind erkrankt dann viel leichter und schwerer, zumal sich der Körper gleichsam gleichzeitig mit zwei Krankheiten, mit der Impfung und der echten natürlichen Infektion, auseinander setzen muss.[1]

  Über den Zeitraum zwischen den beiden Weltkriegen sind keine statistischen Angaben über die Diphtherie-Todesfälle erhältlich. Angaben gibt es erst wieder seit 1949. In diesem Jahr starben ca. 1000 Menschen an Diphtherie, 1955/1957 ca. 200, danach steiler Rückgang.
- Ab 1965 ca. 5–15 Diphtherie-Todesfälle pro Jahr; keine Änderungen während der Massenimpfungen der deutschen Gesundheitsämter von 1970–1980, im Gegenteil: leichte Unruhe nach oben (grau gepunktetes Kästchen).
- Im wieder vereinigten Deutschland gab es *einen* Diphtherie-Todesfall im Jahre 1990 und es wurden nur zwei Diphtherie-Erkrankungsfälle gesehen. Die Jahre danach kam es durch vermehrte Einreise aus dem Ostblock zu einem leichten Anstieg mit bis zu neun Erkrankungen und drei Todesfällen (vgl. auch Tab. 2, Ziff. 2.5).

---

[1] Diese Tatsache gilt es sich in diesem Zusammenhang nochmals bei der weit verbreiteten Praxis einer **aktiven** Tetanusimpfung im Falle von Verletzungen, wie oben erwähnt, vor Augen zu führen!

Es muss doch jedem spätestens hier einleuchten, doch sicherlich nicht *wegen der Impfungen*! Hunger-, Not- und Elendsjahre sind der Nährboden aller Infektionskrankheiten.

Viele Impfschäden durch Diphtherie-Impfungen sind dokumentiert.

Polnische Forscher berichten beispielsweise, dass bei 13 von 17 Kindern, denen man das Diphtherie-Serum (DT) verabreicht hatte, deutliche Veränderungen im EEG (Elektroenzephalogramm) nachweisbar waren. Außerdem traten zum ersten Mal Anfallsleiden auf oder bereits bestehende Krankheiten verschlimmerten sich. Auch Geimpfte erkrankten an Diphtherie. In einem amerikanischen Bericht wurde festgestellt, dass ein Drittel der an Diphtherie Gestorbenen und 14 von 23 Trägern der Bakterien vollständig geimpft waren. Zwischen 1965 und 1980 waren die Todesrate und die Schwere der Erkrankungen bei Geimpften und Ungeimpften gleich (17).

Bei keiner anderen Impfung sind die Erkrankungen nach Impfeinführungen so dramatisch angestiegen. Zitiert sei der Satz von Prof. Stefanie von der Universität Genf: „Die Einführung eines Antigens in den Organismus ruft einen allergischen Zustand hervor und verändert also für viele Wochen den Zustand der natürliche Abwehr." Tuberkulose kann dadurch ausgelöst werden. Beschrieben werden außerdem Gelenkrheumatismus, Diabetes, Nierenentzündungen, Ohrenerkrankungen, Gehirnentzündungen, nervliche Beschwerden (9). In Amerika mussten viele Impfstoffhersteller hohe Entschädigungsleistungen zahlen. Kleine Firmen gingen so in Konkurs, die größeren verlegten ihre Aktivitäten nach Deutschland, wo anscheinend der Wert der Gesundheit wesentlich niedriger veranschlagt wird!

Eine besonders beeindruckende Grafik zu diesem Sachverhalt zeigt die nachfolgende Abbildung 4.9:

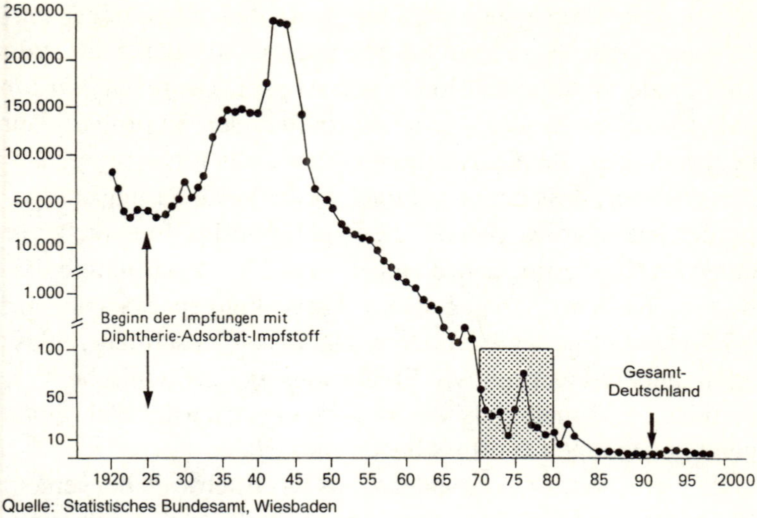

Abb. 4.9: Entwicklung der Diphtherie in Deutschland seit 1920

Man möge sich vor Augen führen, welchen Einfluss Massenimpfungen auf die Gesamtsituation eines Seuchenverlaufes haben können:

- Wie schon bei den anderen Infektionskrankheiten nachzuweisen war, ist hier zunächst der gleiche steile Rückgang der Erkrankungszahlen nachzuweisen: Absinken der Erkrankungszahlen seit 1918 in wenigen Jahren von etwa 100 000 bis auf ca. 50 000.

  Danach Einsetzen von Massenimpfungen (1925): Die Erkrankungen stiegen von ca. 40 000 auf in der Spitze von etwa 250 000 an, um dann, als es nach Beendigung des Krieges keine Impfstoffe mehr gab, rapide abzufallen!
- Zwischen 1970 und 1980 führte die Bundesrepublik Deutschland wieder massive Impfungen gegen Diphtherie durch. Das Ergebnis ist an den Erkrankungszahlen in diesem Zeitraum (grau gepünktete Kästchen) abzulesen! Deutlicher Anstieg der Erkrankungszahlen!!

Mit riesiger Propaganda wird nun trotz in den neunziger Jahren nur mehr *vereinzelt* auftretender exotischer Fälle von Diphtherie mit dem Einflößen von Angst („*Große Gefahr für die deutschen Kinder*“) der aufkommenden Impfmüdigkeit begegnet. Aus dem uns vorliegenden Zahlenmaterial erkennen wir aber, dass bei uns einfach keine Veränderung stattgefunden hat und dies, obwohl die Diphtherie-Impfung nicht vor der Ansteckung mit dem Erreger, sondern, laut schulmedizinischer Ansicht, nur gegen die Auswirkungen des von ihm erzeugten Giftes schützen kann. Daraus ist zu schließen, dass allein andere Faktoren wie Ernährungslage, hygienische Verhältnisse und medizinische Versorgung offensichtlich einen ganz gewichtigen Einfluss haben müssen.

Es bleibt somit nichts anderes, als Dr. Buchwald bei seinem Buchtitel ***„Impfungen – das Geschäft mit der Angst“*** zuzustimmen.

Fazit:

Da die Gefahrensituation (noch) gut überschaubar ist, ist ein **abwartendes Verhalten** zum Vorteil des Kleinkindes gerechtfertigt. Der unreife Säugling muss zur Zeit nicht mit Diphtherie-Impfstoff gefährdet werden. Das immunschwache Kind wird durch die Impfung nicht geschützt, im Gegenteil, vermutlich um ein Vielfaches stärker gefährdet, wie im Kapitel V ausführlich dargestellt!

Selbstverständlich gilt auch bei der Diphtherie der Satz: ***„Die Mikrobe ist nichts, das Terrain ist alles.“*** Für ein abwehrstarkes Kind mit allseits guter Regulation wäre auch die Diphtherie nicht die tödliche Bedrohung, wie oftmals dargestellt, neben der Möglichkeit, ein Antidot zu geben (Antitoxische Serotherapie und begleitende antibakterieller Chemotherapie).

Die **homöopathische Impfung** oder die **Nosodengabe nach Kontakt** stellt nach Ansicht vieler Homöopathen eine mögliche Alternative dar.

Die Homöopathie bietet nämlich exzellente Möglichkeiten zur Prophylaxe (Vorbeugung): Es werden beispielsweise in Fällen von Epidemien (gehäuft auftretenden Erkrankungen) spezielle sogenannte *Nosoden*, homöopathische Aufbereitungen der Krankheitserreger oder Mittel, die den typischen Verlauf der betreffenden Krankheit im Mittelbild haben, erfolgreich verabreicht.

Bewährt hat sich die Gabe von Nosoden vor allem bei Grippewellen oder beim Scharlach.

Hochwirksam sind sie, so die Meinung zahlreicher Hömöopathen, auch als vorbeugender Schutz bei den Erkrankungen, gegen die schulmedizinisch geimpft wird.

So berichtet beispielsweise Dr. Lees aus Dundee, dass sich bei keinem Einzigen von 100 Patienten mit Diphtheriekontakt die Krankheit entwickelt habe, nachdem er die Diphtherienosode „Diphtherinum C 200“ verabreicht hatte. (18)

Auch Dr. Margaret Tylor beschreibt einen absoluten Erfolg durch die Verabreichung der Diphtherienosode in einem Londoner Krankenhaus bei Personal und Patienten, die drei Jahre der Seuche ausgesetzt waren. (15)

4.4 Pertussis (Keuchhusten)

Erreger: Bakterium Bordetella pertussis, dessen Bakterien und Toxine die Schleimhäute des Respirationstraktes befallen mit Auslösung der typischen Hustenanfälle.
Infektion: Tröpfcheninfektion: durch Anhusten bis auf 5 m Entfernung und in versteckter Weise *durch geimpfte Personen.* 10 % der Erkrankten entfallen auf das Säuglingsalter, 80 % auf das Schulalter.
Häufigkeit und Verbreitung: Über Erkrankungszahlen gibt es keine amtliche Statistik. Zur Zahl der Todesfälle siehe Abbildung (4.10).

Impfstoff: Pro Dosis 9–11 Milliarden abgetötete Pertussisbakterien, die eingespritzt werden. Zusätze: Aluminiumhydroxid, Aluminiumphoshat, Thiomersal, Edetinsäure, Dinatriumsalz, Formaldehyd. Seit kurzem gibt es auch neue, sogenannte azelluläre Impfstoffe.
Grundimmunisierung: Drei- oder viermal nach bekanntem Schema, meist in erwähnter Viererkombination.
Inkubationszeit: 7–14 Tage
Klinisches Bild: Die Erreger und ihre Toxine lösen zunächst katarrhalische Erscheinungen aus. Dabei kommt es zum Auftreten der typischen Hustenanfälle mit Schleimwirkung (in schweren Fällen bis zu 50 Hustenanfälle pro Tag). Als Komplikationen können insbesondere bei Säuglingen eine Pneumonie (Lungenentzündung), eine Mittelohrentzündung sowie zerebrale, d. h. das Gehirn betreffende Beteiligungen auftreten (Enzephalopathie). Die Sterblichkeit ist im Säuglings- und Kinderalter durch die Komplikationen bestimmt. Meist besteht lebenslange Immunität nach überstandener Krankheit. Zur Therapie wird im *Anfangs*stadium (katarrhalisches Stadium) die Gabe eines Antibiotikums empfohlen. Die Husten- und Schleimanfälle werden als allergisch-toxische Wirkung aufgefasst. Antibiotika sind hier sinnlos, werden aber von den schulmedizinischen Kollegen meist verschrieben.

Folgerungen und Ableitungen (Tab. 4.10)**:**

- 1953: Einführung des Pertussisimpfstoffes „P“ – Anstieg der Sterbefälle
- 1958: Einführung des Dreifachimpfstoffes „DPT“ – erneuter Anstieg der an Keuchhusten Gestorbenen.
- Von 1970 bis 1980 wurden allein von den Gesundheitsämtern 1 495 328 Pertussis-Impfungen durchgeführt. Die Massenimpfungen zwischen 1970 und 1980 führten zu einer Kurvenabflachung, d. h. das Erreichen des vorherbe-

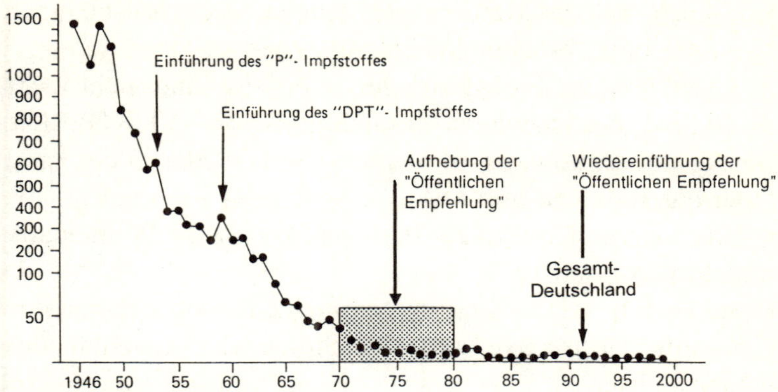

Abb. 4.10: Sterbefälle an Keuchhusten (Pertussis) in der BRD seit 1946; ab 1991 Gesamtdeutschland.

rechenbaren Nullpunktes wurde durch die Impfmaßnahmen verzögert!

- Von ca. 1970 bis 1992 (über 20 Jahre) gab es laut Statistischem Bundesamt pro Jahr ca. 15 Todesfälle (1992: *drei* Todesfälle für Gesamtdeutschland). 1975 wurde auf Grund von Empfehlungen von Prof. Ehrengut die Impfung wegen Ihrer **Gefährlichkeit** von der Liste der empfohlenen Impfungen gestrichen. Die Todesfälle blieben mit Ausreißern relativ gleich. Wegen der Ausreißer (Erhöhung der Todesfälle von 9 auf 15 Fälle (!)) wurde von einigen „Impfpäpsten" die Einführung wieder gefordert, obwohl sie zugeben mussten, dass der Impfstoff bei den meisten Säuglingen zu Nebenwirkungen und in seltenen Fällen zu schweren Komplikationen mit Dauerschäden führte und der Keuchhusten darüber hinaus eine niedrige Letalität (Todesrate) aufweist. Außerdem musste festgestellt werden, dass viele der wegen Keuchhusten in eine Klinik aufgenommenen Kinder gegen Keuchhusten geimpft waren! (Ähnliches wurde auf den Shetlands beobachtet: Eine Untersuchung ergab, dass von

134 erkrankten Kindern 93 Kinder den vollständigen „Impfschutz“ erhalten hatten (9)).

Seit 1991 ist Prof. Ehrengut in Pension und nicht mehr Mitglied der ständigen Impfkommission (STIKO). Die Keuchhustenimpfung ist nun seit 1991 wieder in der Liste der empfohlenen Impfungen…

- Ein neuer, nun azellulärer Impfstoff konnte die Problematik nicht verbessern.
- Die Einführung der Impfung erbrachte keinen sichtbar verbesserten Kurvenverlauf hinsichtlich der Letalität des Keuchhustens.
- Die wenigen Todesfälle zeigen, dass der Keuchhusten, anders als früher, keine gravierende Rolle mehr spielt. Stets müssen bei den wenigen kompliziert verlaufenden Krankheitsfällen die ihnen zu Grunde liegenden Bedingungen überprüft und das Risikoprofil studiert werden, um unterscheiden zu können, wer gefährdet ist und wer nicht. Individuelle Betrachtung und individuelle Konsequenzen daraus gibt es in der Schulmedizin leider nicht. Die höchste Gefahr des Keuchhustens liegt bei einer Erkrankung des *Säuglings*. Eine vollständige Immunisierung ist nach Herstellerangaben jedoch erst nach der dritten bzw. vierten Impfung mit Abschluss des 1. Lebensjahres gegeben, was dann aber zu spät ist!

Der Keuchhusten ist mit naturheilkundlichen Maßnahmen meist relativ rasch in den Griff zu bekommen, etwaige schwere Komplikationen sind mit Chemotherapeutika gut beherrschbar.

Die Gefährlichkeit des Impfstoffes (auch wenn es seit kurzem wieder einen neuen, angeblich verbesserten Impfstoff gibt, steht in absolut *keinem Verhältnis zur Krankheit*, zumal der Impfstoff nicht das hält, was er verspricht: Schutz gegen *die* Krankheit, gegen *die* es zu impfen gilt.

Stets wird Fremdeiweiß in einer Zeit (3. Lebensmonat) einverleibt, in der das Kind noch nicht die nötige Reife für diese Art der Invasion besitzt.

Gesunde Kinder mit stabilem Regelkreis werden sich nicht infizieren, und wenn, dann verläuft die Erkrankung (durch naturheilkundliche Maßnahmen begleitet) oft sehr mild. Abwehrschwachen Kinder muss zu gesunder Immunabwehr verholfen werden – aber nicht durch Einbringung von Bakterien und Toxinen!

Aus meiner langjährigen Erfahrung und der Beobachtung vieler Homöopathen kann gesagt werden:

Es erkranken nur Kinder an Keuchhusten, deren Schleimhäute durch Erbgifte wie „Tuberkulinum“ oder „Gonokokkinum“ (siehe in Kapitel V) geschwächt sind. Diese Erbtoxine gilt es auszuleiten. Nur das kann Schutz bieten!

Endfazit: Die Keuchhustenimpfung ist sehr entbehrlich!

4.5 HIB-Impfung (zur Vermeidung der HIB-Meningitis)

Erreger: Bakterium Haemophilus influencae mit verschiedenen Untertypen, das den oberen Respirationstrakt befällt, aber auch die Hirnhäute. Besonders gefürchtet ist die Hirnhautentzündung (Meningitis) und die gefährliche Kehlkopfentzündung (Epiglottitis).
Übertragung: durch Tröpfchen- und Kontaktinfektion.
Impfstoff: Membranbestandteile des Haemophilus influencae Typ B, Aluminiumhydroxid, Salze.
Klinisches Bild: Haemophilus influencae und seine verschiedenen Stämme, vor allem Haemophilus Serotyp B finden sich häufig in den Nasen-, Rachen- und Atmungsschleimhäuten der Kleinkinder. Auch bei Gesunden ist in 50–80 % der Fälle

der Erreger nachweisbar (meist unbekapselt). Bekapselte Stämme (wie z.B. Serotyp B) finden sich bei Gesunden in einer Häufigkeit von 2–4%. Meist rufen sie, wenn sie klinisch in Erscheinung treten, Ohren- und Rachenentzündungen, Kehlkopfentzündungen sowie Bronchitis hervor. Davon erkrankt eines von 10 000 bis 30 000 Kindern an einer Meningitis (Hirnhautentzündung). Sie hat unbehandelt eine hohe Todesrate (über 80%), behandelt bis 20%. Nach Abklingen können bis zu 30% neurologische Schäden (v. a. Hörschäden) zurückbleiben. Schwer verläuft auch die *akute Epiglottitis* (Kehlkopfentzündung), die vor allem bei 2–5-jährigen Kindern vorkommt, und die, wenn nicht notfallmäßig versorgt, einen fulminanten Verlauf bis hin zur Erstickung nehmen kann.

Die Impfung schützt (angeblich) nur gegen die Meningitis.

Es wurden Kruppanfälle und Atemwegserkrankungen sowie vom Impfstoff ausgehende Hirnhautentzündungen auf der einen Seite beobachtet, zum anderen war die Wirksamkeit des Serums in klinischen Tests bei Kindern unter 18 Monaten wirkungslos (untersucht in Finnland), in amerikanischen Untersuchungen wurden Unwirksamkeiten bis 55% beobachtet (17).

Viele Klinik-Kinderärzte sprechen von einer *deutlichen Abnahme* der HIB-Hirnhautentzündungen seit Impfeinführung.

Diese Impfung wurde erst Anfang der 90er Jahre eingeführt. Früher nahm die Erkrankung keinen großen Stellenwert ein. Die HIB-Problematik erscheint mir (ebenso wie Dr. Graf (13) ein besonderes Beispiel für die Konsequenz eines kurzsichtigen schulmedizinischen Handelns:

Durch die im Frühsäuglingsalter schon einsetzenden und umfassenden Impfungen und die sich daraus ergebende Infektanfälligkeit mit gehäuften Antibiotikagaben werden das Abwehrsystem und das Mundschleimhautmilieu geschwächt, so dass bestimmte Krankheitskeime (wie dieser Erreger) selektioniert werden, d.h. bestimmte schädliche Erreger können aufgrund des unverantwortlichen schulmedizinischen Agierens durch das geschwächte Abwehrsystem besser gedeihen und wachsen und stellen somit erst eine Gefahr für unsere Kinder dar.

Zunehmend mehr Haemophilusbakterienbeteiligungen bei den Infekten unserer Kinder können in unseren Praxen bioenergetisch getestet werden. Finden sich, wie oben erwähnt, bei nahezu allen Gesunden diese Erreger, so können sie angesichts der schlechten Immunlage unserer Kinder vermehrt Schäden anrichten. Eine Infektion kommt ja nur bei denjenigen zustande, die keine stabilen Abwehrleistungen vorzuweisen haben.

Die *Folgerung* daraus muss doch sein, dass *nicht neue Impfungen* eingeführt werden müssen, um die *Nebenwirkungen der alten Impfungen zu bekämpfen.*

Eine ähnliche Zunahme der Erkrankungshäufigkeit sowie der Schwere des Krankheitsverlaufes sind in unserer Praxis auch beim Scharlach (Streptokokken) zu beobachten.

Die Impfstrategen haben natürlich schon eine Impfung geplant...

Wiederum kann das Fazit nur heißen:

Bei einem gesunden Kind mit stabiler Abwehrleistung und guten Regulationssystemen wohnt dieser Erreger weiterhin in der Schleimhautflora und wird keinen Schaden anrichten.

Der *Verzicht auf eine HIB-Impfbelastung* kann dann gerechtfertigt sein, wenn ein *gutes Immunsystem* durch eine *homöopathische Konstitutionstherapie* aufgebaut worden ist.

4.6 Masern – Mumps – Röteln

Drei Viruserkrankungen, die als klassische und gut bekannte Kinderkrankheiten gelten. Alle drei Viren sind neurotrop, d. h. sie befallen mit Vorliebe das Nervensystem.

Schon unsere Großmütter haben empfohlen, darauf zu achten, dass jedes Kind diese Erkrankungen durchmacht, weil diese in der Pubertät und im Erwachsenenalter viel komplikationsträchtiger verlaufen.

4.6.1 Masern

Masern wird durch *Tröpfcheninfektion* von Mensch zu Mensch übertragen. Eine Infektion führt fast immer zu einer klinisch manifesten Erkrankung: Fieber und katarrhalische Symptome, worauf sich nach Tagen ein typisches Exanthem (Hautausschlag) ausbreitet.

In 10–20 % der Betroffenen treten *Komplikationen* auf: Lungenentzündung und Otitis media (Mittelohrentzündung).

Bei *1 unter 1000* Erkrankten kann eine Masernenzephalitis (Gehirnentzündung) auftreten, die bei 10 % zum Tode führen kann.

Die *Todesfälle* an Masern sind, genauso wie bei den anderen Infektionskrankheiten, gemäß Statistischem Bundesamt von Jahr zu Jahr seit 1960 zurückgegangen, was bedeutet, dass die Erkrankung an Masern zunehmend leichter verläuft.

Der *Grund für die Impfungen* sei, laut Schulmedizin, eine Beteiligung des Gehirns zu vermeiden. Dabei zeigt sich bei dieser Impfung aber Folgendes: Falls es eine Schutzwirkung gibt, so wird sie, gemäß Herstellerangaben, nicht das ganze Leben halten. Das hat zur Folge, dass die Krankheit ins Erwachsenenalter verschoben wird, in eine Zeit also, wo Komplikationen viel häufiger sind. Die Impfung produziert somit mehr Komplikationen als die, derentwegen sie gestartet wurde. Um diese zu vermeiden, müssten mit hohem finanziellen

Aufwand auch alle Erwachsenen ca. alle zehn Jahre aufgefrischt werden.

Bei einer *hohen Durchimpfrate* würden die Masern ausgerottet, so die Meinung der Impfbefürworter. Dieses hat sich jedoch als falsch erwiesen: In Gegenden mit einer hohen Durchimpfrate brechen, wie bereits oben beschrieben, zunehmend Masernepidemien aus, die jetzt schwerer verlaufen als je zuvor.

Ein Überblick über die Masernepidemien in den Jahren 1985 und 1986 beispielsweise in den USA enthüllte, dass etwa 60 % aller erkrankten Schulkinder geimpft waren!

98 % der Opfer einer Masernepidemie in Hobbs, New Mexico, waren geimpft!

Und nach den Masernepidemien der jüngsten Zeit räumt nun endlich auch die (schul)medizinische Literatur die Möglichkeit ein, dass die Impfung bei einem großen Teil der Geimpften versagt.

Säuglinge von Müttern, die *natürliche* Masern gehabt haben, sind durch Antikörper während des ersten Lebensjahres geschützt. Säuglinge von *geimpften* Müttern können jedoch Masern bekommen, was in Amerika (trotz hoher Durchimpfrate) zunehmend beobachtet werden kann. Nach Abnahme der Krankheitsfälle *vor* der hohen Durchimpfstrategie kam es hier im Anschluss an die Massenimpfungen zu einem sprunghaften Anstieg! Die Masernsterblichkeit ist hier (unter Säuglingen und Erwachsenen) auf das 10fache angestiegen!

Masernerkrankungen nach Impfung, was ja eigentlich ausgeschlossen sein müsste, verlaufen vielfach schwerer, was immer mehr Ärzte und Therapeuten bestätigen können.

Folgerung:

- *Masern*, ehemals harmlose Kinderkrankheiten, deren Durchmachen früher von allen Seiten (auch von Ärzten) für eine gute Entwicklung des Kindes für notwendig gehalten wurde (Heilung einer Krankheit von innen nach außen, siehe oben), wurde durch die Impfstrategen zu einer schrecklichen Krankheit mit schlimmen Nebenwirkungen gemacht. Doch der Schuss geht scheinbar nach hinten los!

- Weiter gilt: Bei adäquater Unterstützung der Abwehrleistungen des Kindes wie sinnvoller Umgang mit Fieber und Zurückhaltung der Unterdrückung von Gegenregulationen ist, nach menschlichem Ermessen, mit den gefährlichen Komplikationen nicht zu rechnen, insbesondere weil richtige naturheilkundliche Therapie das Durchmachen und Erlernen der Heilrichtung von innen nach außen fördert, so dass nach unserer Meinung auf eine Impfung verzichtet werden kann.

4.6.2 Mumps

Sie ist eine viel weniger bedrohlich verlaufende Viruserkrankung als Masern. Leichte Temperaturen, allgemeine Krankheitserscheinungen und eine im Vordergrund stehende teigig-schmerzhafte Schwellung der Ohrspeicheldrüse sowie Kopfschmerzen als Reizsymptome der Hirnhäute sind kennzeichnende Symptome, die doch nur bei der Hälfte der Infizierten auftreten.

Übergreifen auf andere Speicheldrüsen kann vorkommen, vor allem nach der Pubertät. Hier verläuft die Erkrankung meist schwerer. Am häufigsten (in 25 % der Fälle) ist postpubertär die Hodenentzündung zu nennen. Äußerst selten kann auch eine Meningo-Enzephalitis, eine Hirnhaut- und Gehirnentzündung, auftreten.

Galt die Erkrankung ehemals als harmlos, so erfolgte, nachdem ein Impfstoff zur Verfügung stand, das übliche Dramatisieren: Die häufige Hodenentzündung nach der Pubertät sei für eine spätere Kinderlosigkeit verantwortlich.

Andere heutige, weitaus bedrückendere Sterilitätsursachen (wie Leistungsdruck oder Toxinbelastung etwa) werden nicht gesehen, sie bringen ja kaum finanziellen Gewinn, ganz abgesehen davon, dass selten beide Hoden so geschädigt werden, dass vollkommene Kinderlosigkeit droht.

Die Mumps bereitet ansonsten als Krankheit keine Probleme.

Diskutiert wird in der Literatur, dass möglicherweise auch diese Impfung zu einer Anpassung führt, die eine ernstere Infektion lediglich in die Pubertät oder ins Erwachsenenalter verschiebt.

Mumpsviren werden in der Literatur in Verbindung gebracht mit lebenslangem Diabetes mellitus, der Zuckerkrankheit, bei der ein Patient jeden Tag Insulin spritzen muss. Solche Schäden sind bei der Mumpsimpfung viel wahrscheinlicher, weil die Abwehrbarrieren hintergangen werden und das Impfvirus im Organismus verbleiben kann. Ich selbst habe bereits zwei Diabetikerkinder gesehen, bei denen die Erkrankung in unmittelbarem zeitlichen Zusammenhang mit der Masern-Mumps-Röteln-Impfung ausgebrochen ist. (Ein weiteres Kind aus meiner Praxis erkrankte ebenfalls an Diabetes mellitus nach Verabreichung einer FSME-Impfung).

Fazit: Die Mumpsimpfung ist verzichtbar.

Anmerkung: *Impfstoff:* Verwendet werden lebende abgeschwächte Viren, die anfänglich auf Kaninchennieren, dann auf Hühnerfibroplasten und heutzutage auf humanen diploiden Zellen (HCC-Zellen, d. h. Krebszellen) gezüchtet werden!

Es wird berichtet, dass der Mumps-Impfstoff u. a. schwere Fälle von atypischer Mumps, Enzephalopathie (Gehirnkrankheit), aseptische Meningitis (Hirnhautentzündung), Entwicklungsverzögerungen, Entzündung des Sehnervs oder der Netzhaut, Augenlähmung oder örtliche Lymphadenopathie (Lymphdrüsenerkrankung) hervorrufen kann.

4.6.3 Röteln

Röteln sind eine Viruserkrankung, die weder für Kinder noch für Erwachsene eine Gefahr darstellen:

Neben einem leichten Katarrh treten rote Punkte auf der Haut auf. Sie werden erst gefährlich, wenn eine Infektion in den ersten drei Monaten der Schwangerschaft eintritt. Die gefürchtete *Rötelnembryopathie* droht dann, das erwartete Kind kann mit Missbildungen geboren werden. Diese Gefahr begründet die Impfberechtigung. Unverständlich ist die Impfempfehlung für *alle* Kinder und *für Jungen.*

Röteln sind hoch ansteckend. Die Wahrscheinlichkeit auf natürlichem Wege Röteln zu bekommen ist demnach sehr groß. Über 90 % der Frauen verfügen dann, wenn sie ins gebärfähige Alter kommen, über einen natürlichen Schutz durch natürliche Infektion. Gemäß einer amerikanischen Virologin, einer Spezialistin für Probleme der Röteln und der Rötelnimpfung, gibt es nach einer natürlichen Rötelnerkrankung in 2–5 % der Fälle, also sehr gering, die Möglichkeit, ein zweites Mal Röteln zu bekommen, bei den Geimpften jedoch bei über 50–100 %! Mehr als die Hälfte der Impflinge erkranken – trotz Impfung – an Röteln! Damit schließt die Impfung die Gefahr einer erneuten Rötelninfektion in der Schwangerschaft keineswegs aus und somit auch nicht die Gefahr einer Rötelnembryopathie!

Weil das Vertrauen der Experten in die Schutzwirkung dieser Impfung anscheinend doch nicht so groß ist, wird eine zweite Impfung kurz vor der Pubertät empfohlen. (Die erste wird in der Regel im 15. Lebensmonat durchgeführt.)

Bei dieser Impfung wird wiederum das Paradoxon deutlich: Mit einem Millionenaufwand (und -verdienst) wird *verhindert, dass unsere Kinder natürlicherweise die Röteln* vollständig *durchleben und verarbeiten*, was dann ja zu einem 95 %igen *Schutz* vor Rötelnembryopathie führen würde, im Gegensatz zu geimpften Menschen, die in über 50 bis fast

100 % echte Röteln bekommen können und so im Falle einer Schwangerschaft hoch gefährdet sind. Der Gewinner hieraus ist wieder einmal, was unschwer zu erkennen ist, die Pharmaindustrie!

Es finden sich zudem in der Literatur Studien, die aufgezeigt haben, dass bei 20–40 % aller gegen Röteln geimpften Erwachsenen Gelenkschmerzen und Arthritis auftreten können, die wochen-, monate-, gar jahrelang fortdauern können.

Fazit:

Der beste Schutz vor der Rötelnembryopathie kann nur eine natürlich durchgemachte Rötelnerkrankung sein. **Die Empfehlung müsste dementsprechend lauten:**

Möglichst sollten sich alle Kinder an dieser harmlosen Kinderkrankheit anstecken.

Bei *allen Mädchen* sollte bei Beginn der Periode der Blutantikörpertiter bestimmt werden. In nur ganz wenigen Fällen wäre dann eine Impfung angezeigt, die man nach Beendigung der Reifung mit 16 Jahren durchführen könnte, was aber, wie gehört, keinen 100 %igen Schutz garantiert.

Für alle anderen Personen besteht keine Impfindikation!!

4.7 FSME (Impfung gegen Frühsommer-Meningo-Enzephalitis)

Erreger der Frühsommer-Meningo-Enzephalitis (Hirnhaut-, Gehirnentzündung) sind bestimmte Viren, die in wenigen Risikogebieten und hier nur bis zu einer Höhenlage bis zu 1000 m durch den Biss einer infizierten Zecke übertragen werden.

Die Risikogebiete für Bayern und Mitteleuropa zeigen die Abbildungen 4.11 und 4.12:

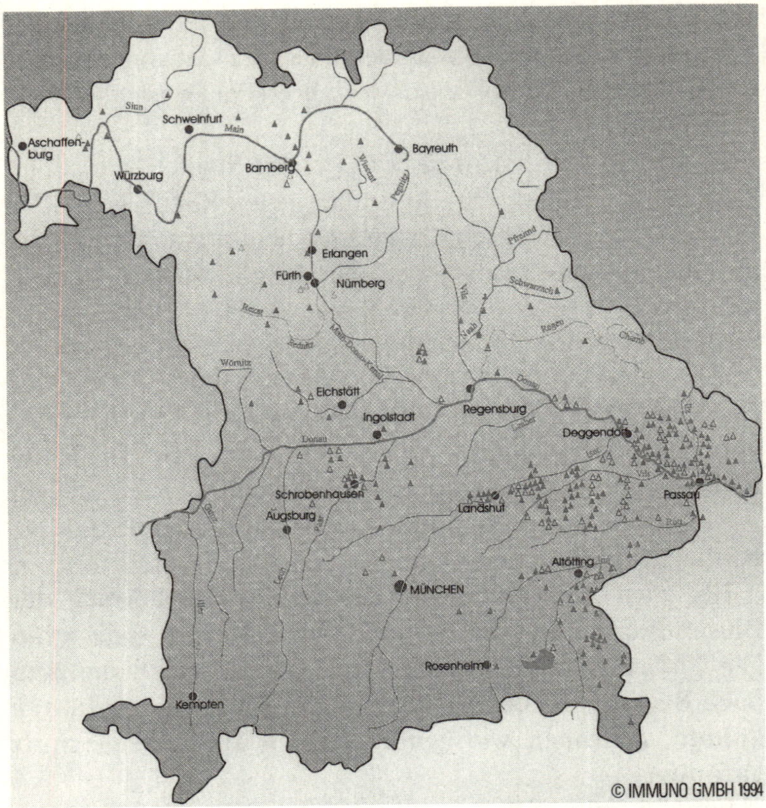

▲ Infektionsort: Der Patient erinnert sich an den Zeckenstich

△ Wohnort: Der Patient erinnert sich nicht an einen Zeckenstich, hat sich jedoch die letzten drei Wochen vor Erkrankungsbeginn ausschließlich am Wohnort aufgehalten.

Abb. 4.11: Endemiegebiete der FSME in Bayern; aus: Immuno-Berater FSME 1995, Baxter-Immuno GmbH, 69126 Heidelberg. Der Abdruck erfolgt mit freundlicher Genehmigung.

Zu den Risikogebieten der Frühsommer-Meningo-Enzephalitis (FSME) in Europa werden in Deutschland vor allem Bayern, Baden-Württemberg, Hessen, Rheinland-Pfalz und das Saarland sowie die östlichen Bundesländer gezählt. Im europäischen Ausland befinden sich bekannte Naturherde (Infektionen von Zecken und Wildtieren) in Österreich, Schweiz, Ungarn, Tschechische Republik, Slowakische Republik, ehemaliges Jugoslawien, Polen, baltische Staaten, Russland und Skandinavien. Untersuchungen an Zecken haben gezeigt, dass in westeuropäischen Risikogebieten 0,1 bis 4,5 % der Zecken durch FSME-Virus infiziert sind. Von 1991 bis 1998 wurden in Bayern zwischen 10 und 83 Fälle und in ganz Deutschland in den Jahren 1993 bis 1998 112 bis 306 Fälle von FSME-Erkrankungen gemeldet.[1]

Die *Ansteckungswahrscheinlichkeit* ist in Endemiegebieten (Risikogebiete mit dem vermehrten Auftreten des Virus) unseres Erachtens demzufolge äußerst gering:

Nach Zeckenbiss (einer infizierten Zecke) zeigen *60–70 %* der Gebissenen *keinerlei Krankheitssymptome.*

Bei den verbliebenen *30 %* treten grippeartige Beschwerden auf. Hierbei kommt es in ca. *10 %* zur Beteiligung des zentralen Nervensystems.

Von diesen 10 % kommt es in 90–95 % wiederum zu einer *Ausheilung*, bei 3–10 % bleiben Restsymptome zurück und 1–2 % verlaufen tödlich (6).

Von 100 von einer Virus-infizierten Zecke gebissenen Menschen sind somit weniger als zehn Personen überhaupt gefährdet.

Im von der Pharmaindustrie unabhängigen deutschen „Arznei-Telegramm“ war 1991 zu lesen: „Einem Risiko von

---

[1] Quelle: Arzneimittelkommission der deutschen Ärzteschaft, Köln *sowie* aus dem Kompendium FSME, Baxter, Heidelberg Januar 2000

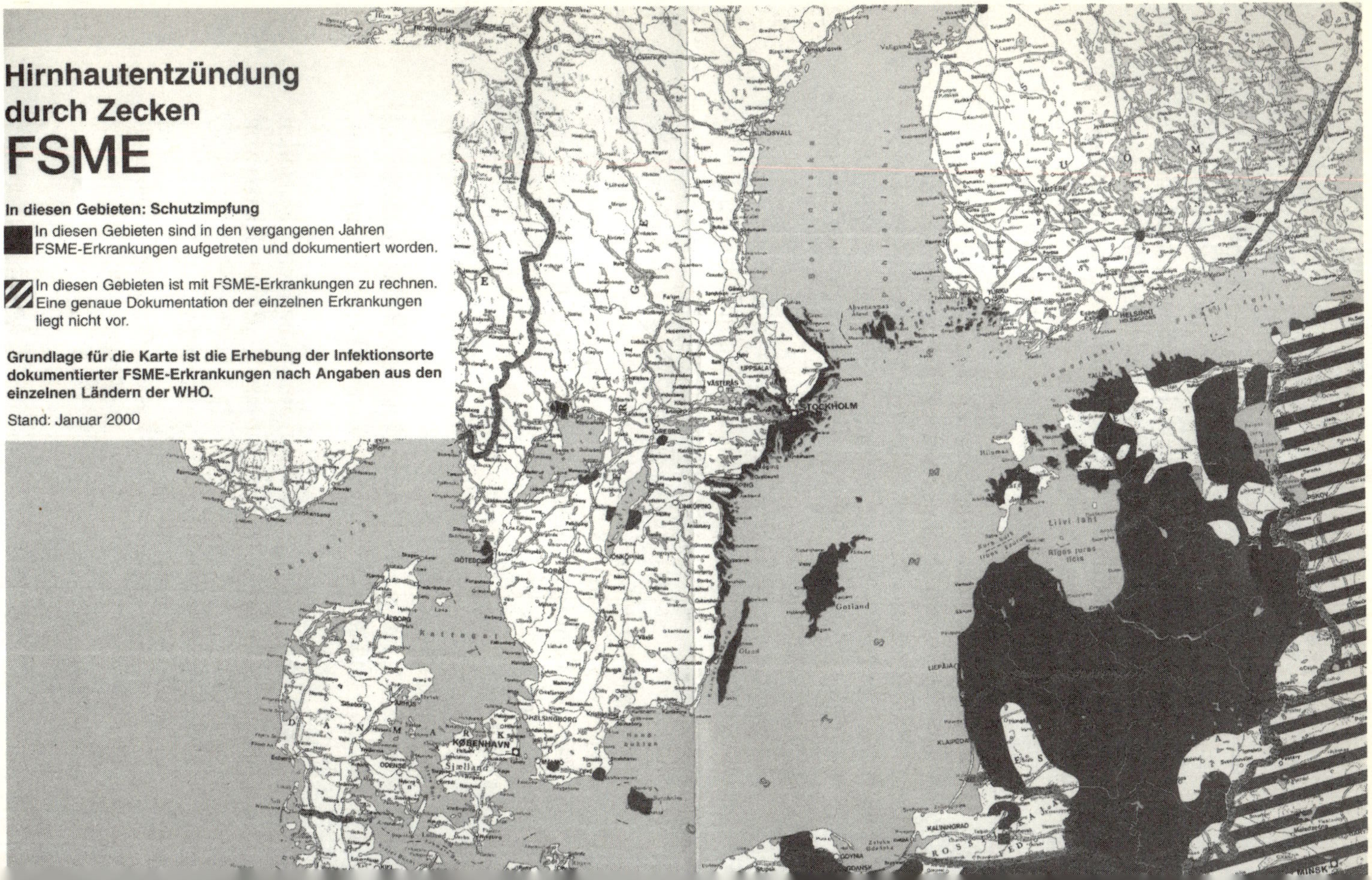

Hirnhautentzündung durch Zecken FSME

In diesen Gebieten: Schutzimpfung

In diesen Gebieten sind in den vergangenen Jahren FSME-Erkrankungen aufgetreten und dokumentiert worden.

In diesen Gebieten ist mit FSME-Erkrankungen zu rechnen. Eine genaue Dokumentation der einzelnen Erkrankungen liegt nicht vor.

Grundlage für die Karte ist die Erhebung der Infektionsorte dokumentierter FSME-Erkrankungen nach Angaben aus den einzelnen Ländern der WHO.

Stand: Januar 2000

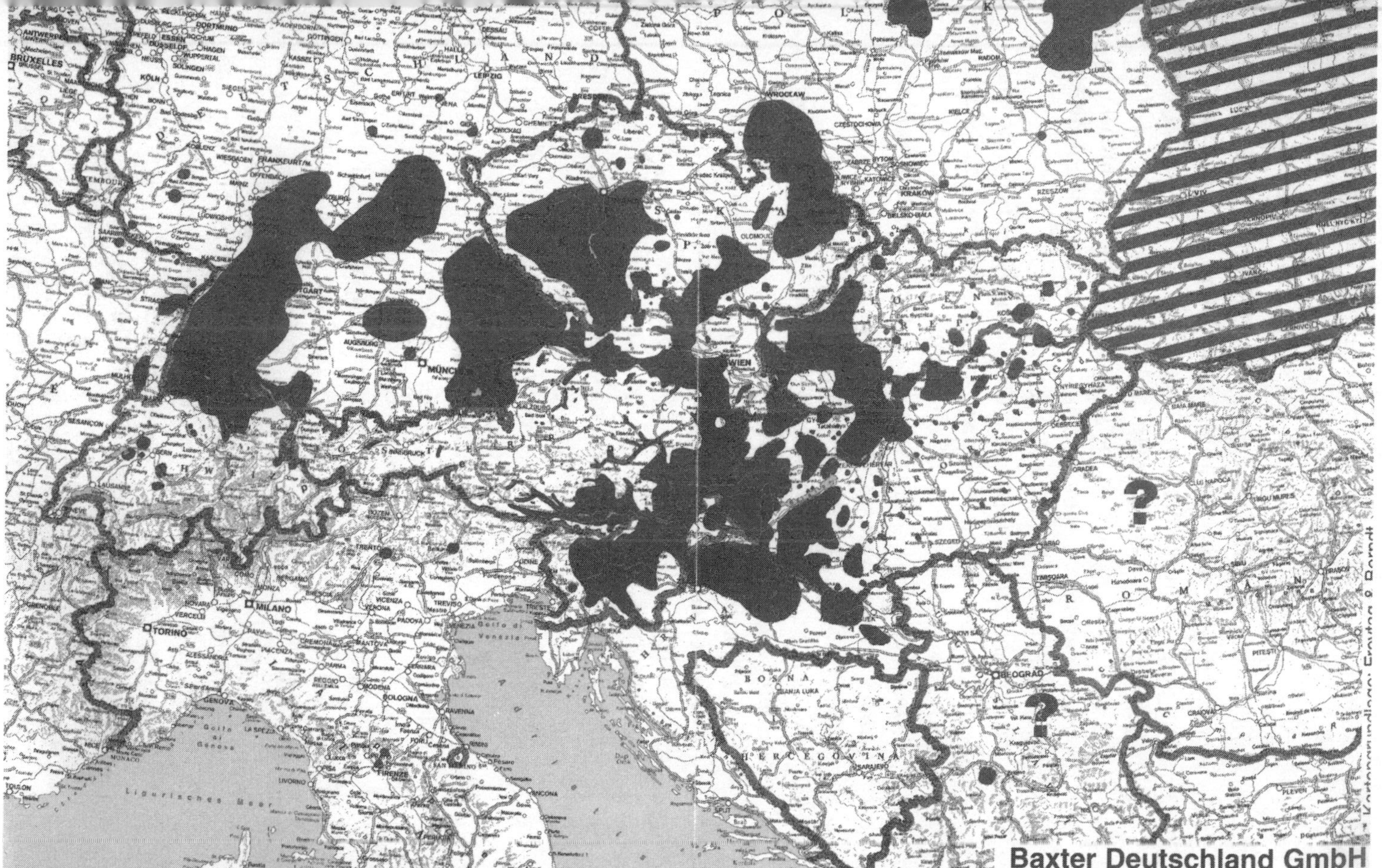

Abb. 4.12: Endemiegebiete der FSME in Mitteleuropa, Stand Januar 2000; Baxter Deutschland GmbH, 69126 Heidelberg. Der Abdruck erfolgt mit freundlicher Genehmigung.

1:78 000 durch Erkrankung nach einem Zeckenbiss in *Endemiegebieten* steht nach unseren Daten – ohne Berücksichtigung der erheblichen Dunkelziffer – ein Risiko von Impffolgen unterschiedlichen Schweregrades von 1:32 000 gegenüber.“ Demnach ist die Chance auf eine Nebenwirkung bei der Impfung doppelt so hoch wie die Erkrankungswahrscheinlichkeit nach einem Zeckenbiss.

Es erhebt sich für uns als Erstes natürlich die Frage, *warum nicht alle Menschen*, wenn sie von einer infizierten Zecke gebissen werden, *erkranken* und wenn,

warum erleidet *nur ein kleiner Teil* davon *ernste Komplikationen*? An dem Virus kann es wohl nicht liegen!

Die Antwort kennen wir schon:

Nicht der Erreger ist das Problem, sondern die Regulationsmechanismen, die mit dem Erreger fertig werden müssen.

Es gilt nicht, den Erreger zu inokulieren und damit die Abwehrmechanismen noch mehr zu belasten, sondern die Ursache zu ergründen, warum bei manchen (wenigen) Menschen alle Abwehrbarrieren bis in die Hirnhäute und ins Gehirn durchschlagen werden können. Eine Impfung wird die Immunreaktionen sicher nicht aufbauen.

Mittels bioenergetischer Testung beispielsweise oder einer minutiös angefertigten homöopathische Anamnese kann Aufschluss gewonnen werden, ob eine Person zu denjenigen zählt, die niemals erkranken oder ob sie in die kleine Gruppe der Gefährdeten einzureihen ist.

Zählt die Person zur gefährdeten Gruppe, so gilt es natürlich schnellsten dafür zu sorgen, dass die Ursachen beseitigt werden.

Die immunologischen Vorgänge lassen sich bildhaft folgendermaßen beschreiben: Die Zecke beißt in die Haut und inokuliert damit FSME-Viren. Ein gesundes Hautlymphe- und Abwehrsystem sowie eine optimale Leber- und Nierenentgiftung werden dafür sorgen, dass die Erreger schnellstens bekämpft, vernichtet und ausgeschieden werden, so wie es bei 70 % der Menschen ja der Fall ist. Nur bei schwacher Abwehr- und Entgiftungsleistung werden sich die FSME-Erreger (genauso wie die von Zecken viel häufiger übertragenen Borrelien vermehren können und so weiter in den Körper vordringen und eventuelle ernste Schäden verursachen können.

Die *Impfung* ist mit besonders *vielen Folgeschäden* in Verbindung gebracht worden. Schwerwiegende Bedenken bestehen auch gegen die *passive* Anwendung (FSME – Bulin, die nach Zeckenbiss angewendet wird). Wegen zahlreicher ernsthafter Nebenwirkungen ist sie für Kinder bis 14 Jahre nicht mehr zugelassen worden!

Die Impfung schützt nicht vor der beschriebenen in Deutschland und weltweit viel häufiger vorkommenden Borreliose.

Wer die Komplikationen riskieren und sich impfen lassen will, sollte nur zu den Wald- und Forstarbeitern in den Risikogebieten mit täglichem Zeckenbefall gehören. Ob sie sich dadurch nicht mehr schwächen und gefährden als schützen, müssen sie selber entscheiden…

Der beste Schutz vor Bissen besteht in adäquater Kleidung mit langen Ärmeln und Hosen sowie festem Schuhwerk.

Der beste Schutz vor Erkrankung besteht allein, das wissen wir ja bereits zur Genüge, im Vorhandensein eines guten Immunsystems.

Letzte Meldung (7/2000):

Wegen schwerer Nebenwirkungen dürfen ab sofort Kinder unter 3 Jahren nicht mehr mit der ursprünglich zugelassenen FSME-Vakzine geimpft werden. Das Paul-Ehrlich-Institut in Langen entzog soeben die Zulassung für diese FSME-Vakzine für Kleinkinder. Für ältere Kinder lautet die Empfehlung, die Dosis zu halbieren…

4.8 Hepatitis A und B

Darunter versteht man die Impfungen gegen die infektiösen Virus-Lebererkrankungen.

Die **Hepatitis A** ist eine typische Reiseerkrankung. Bei Säuglingen und Kindern verläuft sie meist symptomlos. Bei Erwachsenen treten in 50 % der Fälle Krankheitserscheinungen mit der typischen Gelbsucht auf.

Es gibt einen Tot-Impfstoff, der nach dreimaliger Injektion einen fünfjährigen Schutz bieten soll.

Es besteht ein hoher Grad der Durchseuchung: Antikörper gegen dieses Hepatitisvirus findet man bei den über 50-Jährigen bei nahezu 90 % (in Mittelmeerländern in solch hohem Anteil selbst bei den Jugendlichen und Kindern), d. h., nahezu alle unsere Väter und Mütter haben die Infektion, die nahezu immer ausheilt und einen lebenslangen Schutz verleiht, durchgemacht.

Bei Reisen gilt es stets auf gute Hygiene zu achten: Wasser abkochen, nur geschälte Früchte verzehren, Salate vor Verzehr mit abgekochtem Wasser gründlich waschen, mit Muscheln zurückhaltend sein.

Die **Hepatitis B** wird nur durch Blut und Blutprodukte, über Geschlechtsverkehr sowie durch Verwendung unsteriler Instrumente und Spritzen (Drogen!) und nicht, wie in den Werbeblättern für den Impfstoff oft angegeben, beim Spielen im Sandkasten übertragen. Dabei müsste ein infiziertes „Drogenkind" Blut mit Spielkameraden austauschen.

Im Falle einer Infektion tritt nach charakteristischen Symptomen rasch die Gelbsucht auf.

Chronische Verläufe mit der Möglichkeit der Ausbildung einer Leberzirrhose werden in 10 % der Fälle gesehen.

Gefahr besteht für Angestellte in medizinischen Berufen,

die mit Blut direkt Kontakt haben, Personen mit ungeschütztem Geschlechtsverkehr und Neugeborene infizierter Mütter sowie bei Bluttransfusionen mit nicht getesteten Produkten.

Alle Hepatitisformen (es werden mittlerweile schon sieben verschiedene Arten – Hepatitis A bis Hepatitis G – unterschieden) zeigen eine deutliche Rückgangstendenz, am wenigsten die Hepatitis B.

Es hat sich gezeigt, dass die *Impfprogramme* für die Hochrisikogruppen (z.B. Krankenhauspersonal) *versagt* haben, weil zu wenig beachtet wurde, dass die Hepatitis B (nach neuester Auffassung) hauptsächlich durch Geschlechtsverkehr übertragen wird.

Warum dann alle unsere Kinder im 3. Lebensmonat (und dann noch dazu im „Sechserpack" (Tetanus, Diphtherie, Keuchhusten, HIB, Polio und jetzt Hepatitis B) gegen Krankheiten, die hauptsächlich über Geschlechtsverkehr übertragen werden, geimpft werden sollen, leuchtet jedem sicherlich sofort ein!?

Nebenbei: Der Impfstoff wurde bis 1983 (ebenso wie die Präparate für Bluter) aus den Seren US-amerikanischer Spender gewonnen. Inzwischen ist bekannt, dass in Deutschland (und in Frankreich) Bluter über diese Präparate mit Aids infiziert wurden.

Untersuchungen in Neuseeland ergaben, dass man nach Einführung der Reihenimpfung gegen die Leberkrankheit Hepatitis B einen 60-prozentigen Anstieg von Diabetesfällen bei Kindern zu verzeichnen hatte.

Frankreich hat laut einer Mitteilung im „Arzneitelegramm" 11/98 (ein unabhängiger Informationsdienst für Ärzte und Apotheker) am ersten Oktober 1998 das 1995 eingeführte Impfprogramm gegen Hepatitis B in Schulen vorübergehend gestoppt. Hinweise auf einen Zusammenhang der Impfung mit demyelisierenden Erkrankungen, insbesondere Multiple Sklerose, waren aufgetaucht…

In der Schwangerschaft werden neuerdings Tests auf Hepatitis B durchgeführt, in positiven Fällen wird das Kind nach der Geburt gleichzeitig gegen Hepatitis B *aktiv* und *passiv* geimpft. Weil hier der kleine Kreis der Betroffenen gezielt erfasst wird und so wirksam gegen die lebensverkürzenden Leberschäden wie Zirrhose geschützt wird, ist diese Impfung ethisch *vertretbar* (wenn sie denn überhaupt schützt).

In Taiwan wird in neueren Studien auf den Erfolg der Impfung in Form eines deutlichen Rückgangs der Leberzirrhose hingewiesen.

Bei Personen mit wechselnden Geschlechtspartnern mag die Impfung demzufolge zu diskutieren sein, wobei die Aidsproblematik nicht übersehen werden darf. Durch die Impfprogramme in unseren Schulen fühlen sich vermutlich viele Jugendliche sicher und verzichten möglicherweise auf „safer Sex".

„Je aktiver gegen *Hepatis A* und *B* vorgegangen wird, desto mehr wird die *Hepatitis C* zu einem Problem, für die es – wie für alle weiteren Hepatitiserreger – heute noch keine Impfungen gibt. Diese ‚Kette' scheint sich unermüdlich fortzusetzen, die Belastung mit weiteren zu entwickelnden Impfungen wird immer absurder", so Dr. Graf (13).

Es wird an der Herstellung eines Impfstoffes gegen Scharlach gearbeitet. Gegen Windpocken, diese harmlose Kinderkrankheit, ist der Impfstoff bereits fertiggestellt. Schulmedizinische Empfehlung (noch derzeit): für Organtransplantierte und Krebskranke.

Mit der Zulassung eines Vakzins gegen die Herpesviren rechnet eine britische Pharmafirma für das Jahr 2002.

4.9 BCG-Impfung gegen Tuberkulose

Erreger ist das Tuberkelbakterium Mykobakterium tuberkulosis. Die Tuberkulose ist weltweit verbreitet. Sie nimmt zu, genauso wie alle anderen Infektionskrankheiten auch, in Kriegs-, Hungers- und Krisenzeiten, bei wirtschaftlicher Not und menschlichem Elend. In Deutschland ist sie bis zum Ende des 20. Jahrhunderts zur Rarität geworden (jährliche Infektionsrate ca. 0,1%).

Die *Ansteckung* erfolgt über Tröpfcheninfektion, früher vor allem durch infizierte Milch.

Die *Infektion* führt zur Ausbildung eines sogenannten Primärherdes, bevorzugt in der Lunge. Heilt dieser nicht aus, so kann es bei Abwehrschwäche später zu einer Aussaat der Bakterien kommen und eine Organtuberkulose, bevorzugt an Lunge, im Skelett und in Harnorganen, mit Ausheilung oder Organzerstörung entstehen. Das Endstadium geht oft einher mit starkem Kräfteverfall (Schwindsucht). Mit modernen Chemotherapeutika gelingt nahezu immer die Ausheilung.

Die Empfehlung zur Impfung schwankt in einigen Bundesländern. Die Kinder werden am Ende der ersten Lebenswoche noch in der Klinik geimpft. Die heutigen Empfehlungen werden begründet mit einer erneuten Gefährdung durch Einschleppung der Tuberkulose aus Ländern der Dritten Welt über Gastarbeiter und Asylanten und über das vermehrte Auftreten von Tuberkulose bei Aidspatienten.

Ein gut ernährter und abwehrstarker Westeuropäer und ein Säugling nach dem 3.–6. Lebensmonat werden kaum an Tuberkulose erkranken. Jüngere Säuglinge sind in gewisser Weise gefährdet, da die unspezifische Abwehr des kleinen Menschen für etwaige Tuberkelinvasionen nicht ausreicht. Demgegenüber schützt die Impfung aber nicht vor Tuberkulose. Betrachtet man wieder die Krankheitskurven in den Statistiken, so zeigt sich *übereinstimmend* (wie schon stets bei den anderen Impfungen gesehen), dass *Massenimpfaktionen* zu keinerlei Richtungsänderungen ins Positive, sondern im Gegenteil zu einem *Anstieg* geführt haben. Diese Anstiege der Krankheitsfälle wurden mit Millionen von Steuergeldern erkauft!

Es musste also zugegeben werden, dass die BCG-Impfung nicht vor Infektion schützt. Sie wurde von den Impfbefürwortern aber damit begründet, dass sie wenigstens vor Komplikationen schützt, aber auch diese Tatsache ist leicht zu widerlegen.

Die Gefahr, an Tuberkulose zu erkranken, ist heute in Zentraleuropa in den Kleinfamilien gut überschaubar. Die Impfung, die zum einen nicht gegen das schützt, weswegen sie eingeführt wurde, führt zum anderen vermutlich zu großen Nachteilen:

- Es treten Probleme treten auf, weil die Kinder so früh (und somit unreif) geimpft werden und damit gleichsam überfordert werden.
- Latente altvererbte Empfindlichkeiten (Tuberkulose der Großväter um die Jahrhundertwende und früher, als die Tuberkulose weit verbreitet war und viele daran gestorben sind) können reaktiviert werden: Dabei werden Infektanfälligkeiten vor allem der oberen Luftwege und des Darmes sowie der Harnwege induziert und der Weg in die Allergie wie Asthma bronchiale und Neurodermitis gebahnt[1]. Keuchhusten und Bronchitiden verlaufen ungleich schwerer.

[1] siehe Erbtoxin ‚Tuberkulinum' im Kapitel 5.9

4.10 Grippeimpfungen

Zunächst sei klargestellt, dass es sich bei der sog. „Grippeimpfung" lediglich um eine Impfung gegen die relativ seltene „echte", insbesondere bei älteren und abwehrschwachen Menschen zum Teil schwer verlaufende Grippe durch Influenzaviren handelt und nicht, wie von der breiten Bevölkerung fälschlicherweise angenommen, um eine globale Impfung gegen „grippale Infekte" (mit Husten, Schnupfen, Fieber usw.). Es gibt insgesamt mehr als 200 verschiedene „Grippe"-Erreger; die Influenzaviren sind lediglich eine, wenn auch aggressive Gruppe davon.

Grippeimpfungen sind *absolut entbehrlich*.

Bei abwehr- und regulationsstarken Organismen werden die Grippewellen nicht zuschlagen.

Kann das Kind sich bei kleineren grippalen Infekten auf natürliche Weise in seinen Abwehrleistungen mit Hervorbringen von Sekreten mit Husten, Schnupfen und Schleim sowie in der Krankheitsüberwindung durch Fieberbildung mit eventuellem Hautausschlag üben, ist es stets gewappnet, auch größeren Attacken in guter Verfassung entgegenzuhalten.

Ein sinnvolles Verhalten bei Krankheit wie Bettruhe, Reizabschirmung und Unterstützung – nicht Unter*drückung* – der Abwehr durch (natürliche) sanfte Naturheilmittel garantiert eigentlich immer einen guten Verlauf. Gute Regulationstherapien wie Homöopathie oder chinesische Medizin vermögen kompetent Komplikationen zu vermeiden.

Kinder, deren Immunsystem mittels homöopathischer Konstitutionstherapie optimal aufgebaut wurde, werden nicht an einer Influenza-Grippe (echte Grippe) während der Grippewellen erkranken.

Auch bei den Grippeimpfungen kann man beobachten, dass

durch das (unnatürliche) Einbringen von Erregern die einzelnen Abwehrleistungen geschwächt werden und es danach trotz Impfung zu Grippeerkrankungen kommen kann. Ein weiterer Grund hierfür besteht in der schnellen Antigen-(Oberflächenstruktur-)Änderung und sonstigen Wandelbarkeit des Virus.

Bedacht sollte immer werden: Warum erkranken nicht alle Menschen bei einer Grippewelle?

Es gilt, wie schon immer:

Nicht die Mikrobe, der Erreger, ist das Problem, sondern das Terrain, der Organismus, die Abwehrleistungen, auf die der Erreger trifft.

Daraus folgt (wie immer):

Den besten Schutz kann nur ein gutes Abwehrsystem mit seinen intakten Regulationsmechanismen erbringen!

4.11 Reiseimpfungen

Für Reisen in andere Länder gilt gemäß der Weltgesundheitsorganisation (WHO) nur die Gelbfieber-Impfung für einige afrikanische und südamerikanische Länder als verbindliche Impfpflicht.

Die anderen empfohlenen Impfungen betreffen vor allem schwere Infektionen des Verdauungssystems und der Leber wie Typhus, Cholera und die Hepatitis A, Erkrankungen, die meistens durch mangelnde Hygiene bei Nahrungsaufbereitung und Verzehr erworben werden.

Die sinnvollste Vorbeugung ist hier selbstverständlich, Hochrisikogebiete einfach zu meiden und sich ein anderes Ziel auszusuchen.

Bei allen „kritischen“ Fernreisen gilt: Nur Geschältes oder Gekochtes zu sich zu nehmen und besonderes Augenmerk darauf zu richten, unter welchen hygienischen Verhältnissen die Speisen zubereitet werden. Straßenhändler und Ähnliches meiden.

Abgesehen davon gilt hier, wie bei allen vorigen Impfungen schon besprochen:

Nur derjenige Reisende wird stärkere Darm- oder Leberprobleme bekommen, dessen Abwehrleistungen geschwächt oder nicht in Ordnung sind. Ein gesundes Individuum wird keine ernsteren Erkrankungen erleiden, sollte er auch einmal zweifelhafte Nahrung zu sich nehmen! Etwaiger Durchfall bezeugt nur, dass der Organismus Schädliches unverzüglich wieder ausscheidet.

Auch die für ihn fremden Keime können einem Gesunden in der Ferne nichts anhaben.

5 Die ganzheitliche Sicht – weiterführende Erfahrungen aus meiner Praxis

5.1 Die Starrheit des schulmedizinischen Konzepts

Zum Teil ist es mir ja verständlich, dass die Schulmedizin die Beteiligung der Impfungen an der Entstehung von chronischen Krankheiten leugnet und negiert, zumal ihre diagnostischen Möglichkeiten nicht ausreichen, exakte Zusammenhänge der Erkrankungen mit den Impfungen zu erkennen und die direkten Gegebenheiten oftmals nicht offensichtlich auf der Hand liegen (abgesehen von unmittelbar postvaccinal (nach der Impfung) auftretenden schweren Impfschäden, die auch anerkannt werden).

Fest anzukreiden ist aber, *stur* an der Lehrmeinung festzuhalten, die Augen vor Wahrheiten zu verschließen und alles Naturheilkundliche abzulehnen und als unwissenschaftlich abzutun, sowie andere Anschauungen vehement zu bekämpfen.

Die Schulmedizin hat in ihren diagnostischen Möglichkeiten ein festes Raster, gleich einem Fischernetz mit einer Maschenweite von 10 cm. Mit diesem Netz im Schlepptau wird durch das Meer fischend gefahren. Dabei werden nur Fische gefangen, die größer als 10 cm sind.

Professoren und vor allem Wissenschaftler und Kollegen, die an oberster Stelle sitzen, die die gängige Meinung vertreten und auf die sich allzeit berufen wird, behaupten steif und fest: *„Im Meer gibt es nur Fische, die größer als 10 cm sind.“* Jede offizielle Stelle hat sich danach zu richten. Wer behauptet, es gäbe auch mal kleinere Fische, sei ein Scharlatan, Geldabschneider und stelle eine Gefahr für die Allgemeinheit dar…

5.2 Meine zunehmende Erkenntnis über die Probleme und Gefährlichkeit der Impfungen

Seit über zehn Jahren habe ich mich im Rahmen meiner fundierten schulmedizinischen und naturheilkundlichen Ausbildung mit der Impfproblematik intensivst beschäftigt. Immer wieder versuchte ich Vorteile und Nutzen sowie Risiken der Impfungen ausfindig zu machen. Während meiner ganzen (schul)-medizinischen Ausbildung waren die Impfungen eine selbstverständliche Notwendigkeit. Vor zehn Jahren noch, in der Zeit meines schulmedizinischen Abschlussexamens, habe ich bei meinem Sohn alle gängigen Impfungen durchführen lassen.

In eigener Praxistätigkeit habe ich mich anfänglich selbst bei skeptischen Anmerkungen zu Impffragen gewunden und versucht abzuwiegeln. Konnte ich zunächst bei einigen wenigen Impfungen aus dem Gefühl heraus angesichts der zunehmenden Erkenntnisse der Regulationsmechanismen des (menschlichen) Organismus eine skeptische Einstellung guten Gewissens zeigen, so verblüffte mich immer wieder das hartnäckige Festhalten der Eltern (auch wenn sie bereits ein vermutlich impfgeschädigtes Kind hatten) an einer positiven Impfeinstellung. Zu fest ist der Glaube an die Impfungen in den Köpfen der Bevölkerung verankert. In der ersten Konsultation beispielsweise fragte mich eine Mutter, bei deren Kind unmittelbar nach der *Masern-Mumps-Röteln-Impfung* ein kindlicher Diabetes mellitus aufgetreten war, wann sie denn die nächste anstehende Impfung durchführen lassen sollte.

So ließ ich mich anfänglich für die eine oder andere Impfung (aber immer nur als *Einzelimpfung* und dann auch möglichst spät, d. h. nie im ersten Lebensjahr) erweichen. Als ich dann zunehmend sicherer in der Durchführung bioenergetischer Diagnosemethoden, homöopathischer Anamnesen und naturheilkundlicher Regulationstherapien wurde, erdrückte mich mehr und mehr die Last der Erkenntnisse der *Impffolgen und Impfschäden*, so dass ich heute bei Berücksichtigung aller Faktoren ***keine aktive Impfung mehr verantworten*** kann, gemäß dem medizinisch ethischen Grundsatz „*Primum non nocere*" – „in erster Linie nicht schaden".

In meinen systematischen Untersuchungen, klinischen Beobachtungen und Erfahrungen vor allem in der erfolgreichen Therapie chronischer Erkrankungen musste ich nämlich zunehmend erschüttert feststellen, in welchem *hohen Anteil* und mit welchem *enormen Gewicht* die *Impfungen an der Entstehung* ***aller*** *chronischen Krankheiten* beteiligt sind. Und ich kann nicht umhin, diese Erfahrungen mitzuteilen, sehr wohl der Tatsache bewusst, dass Teile dieser Ausführungen, widersprechen sie den Maximen der Schulmedizin, umstritten sein werden. Jedoch bin ich stets bedacht – zum Wohle unserer Patienten, angesichts der zunehmenden Zahl chronisch kranker Menschen und vor allem chronisch kranker Kinder – zur Findung neuer, viel erfolgreicherer und sanfterer Wege beitragen zu können durch Schaffung einer weiteren Diskussionsbasis um Nutzen und Risiken der Impfungen.

5.3 Untersuchungen und Erfahrungen mit der Polio-Impfung

Als die schlimmste und verheerendste Impfung stellte sich in meinen Augen, Erfahrungen und Untersuchungen die ***Polio***-(Schluck-)Impfung heraus.

Überall, in allen (durch vererbte Anlagen) schwachen Organen und Regelkreisen ist sie zu testen. Wie in meinem künftigen Buch (20) ausführlich dargestellt, verwende ich die bioenergetische Testung unter Einbeziehung der Kinesiologie und der Elektroakupunktur.

Laienhaft kann man sich dieses phänomenale Diagnosesystem folgendermaßen vorstellen:

Jedes Virus, jedes Gift, jeder Impfstoff hat – biophysikalisch betrachtet – eine bestimmte unterschiedliche Eigenschwingung mit bestimmter Frequenz. Bei der Krankheitsdiagnostik werden nun die spezifischen Gift-, Virus- oder Impf-Schwingungen, die in Ampullen aufbereitet sind, mit Hilfe einer Apparatur durch den zu untersuchenden Körper (-teil oder -system) geschickt. Befindet sich im (Körper-)System der gleiche Stoff oder Erreger (mit derselben Frequenz), so ergibt sich eine *Resonanz*, wodurch *exakt* die krankmachende *Belastung* (Virus, Impfung etc.) sowie die *Lokalisation* (etwa in Hirnstamm, Leber usw.) und der *Grad und die Schwere* der Belastung festgestellt werden können. Jedes System, jeder Körperabschnitt, jeder Akupunkturmeridian kann somit auf das Genaueste abgesucht und durchdiagnostiziert werden – ein Diagnoseverfahren, das alle bisherigen schulmedizinischen Methoden (Röntgen, Kernspintomografie etc.) in idealster Weise ergänzen kann. Vergleichbar ist dieses Verfahren mit der Bestimmung der Tauchtiefe eines Unterwasserbootes: Echowellen werden zum Meeresboden geschickt. Anhand der Zeit, die benötigt wird, bis die Wellen vom Meeresgrund reflektiert und zurückgeworfen werden, kann exakt die Tauch- und Meerestiefe bestimmt werden.

Ähnlich präzise Aussagen lassen sich über die sogenannte „Elektroakupunkturtestung nach Dr. Voll“ machen. Hier werden die Endpunkte der Akupunkturmeridiane, die an den Händen und Füßen liegen, vermessen. Es werden sodann bestimmte Substanzen, Belastungen, Gegenschwingungen der Belastungen, Medikamente, Arzneien usw. in die Regelkreise eingebracht. Anhand der Wertänderungen lassen sich dann diagnostische Schlussfolgerungen über Ursachen der Erkrankungen und Möglichkeiten ihrer Behandlung ziehen.

Wer diese Diagnoseverfahren beherrscht (sie sind Bestandteile in fundierter naturheilkundlicher Ausbildung), kann bei jeder Erkrankung in kürzester Zeit deren Ursache feststellen. Dass sich so wenige Kollegen dieses grandiose Diagnoseverfahren als *zusätzliche* diagnostische Möglichkeit neben den schulmedizinisch bewährten Verfahren aneignen oder es zumindest anerkennen, ist äußerst bedauerlich. Leider konnte bis jetzt mit den derzeit existierenden schulmedizinischen Methoden der wissenschaftliche Beweis für diese Verfahren nicht erbracht werden bzw. die vorhandenen Forschungsarbeiten wurden bisher in der Schulmedizin nicht anerkannt. Glücklicherweise aber mehren sich die Grundlagenforschungen und es wird nicht mehr allzu lange dauern, bis diese Verfahren Eingang in die Schulmedizin finden. Wer nicht die Augen verschließt, kann aber zum jetzigen Zeitpunkt bereits unzählige wissenschaftliche Arbeiten anführen, die die Richtigkeit in Theorie und Praxis dieser Verfahren beweisen, man muss es nur wollen und sich die Zeit dafür nehmen.

5.4 Die überragende Bedeutung der Akupunktur-Meridiane für unser Leben

In diesem Zusammenhang möchte ich auf die überragende Bedeutung der Akupunkturleitbahnen oder -Meridiane, wie diese auch noch bezeichnet werden, eingehen.

Im Gedankengut der Chinesischen Medizin[1] gilt Folgendes:

Alle Organe, alle Strukturen und Gewebe des menschlichen Organismus, ja aller Lebewesen, werden von einer übergeordneten Ebene aus gesteuert und reguliert. In dieser Ebene befinden sich die Akupunkturleitbahnen. Diese sind gleichsam

[1] 15 Jahre zurück liegt der Anfang meines intensiven Studiums der Traditionellen Chinesischen Medizin (TCM)

Computerkabel, in denen Signale und Informationen (in bestimmten Schwingungen und mit bestimmten Frequenzen) weitergeleitet werden. Die Chinesen sprechen vom „qi" – von der „Lebensenergie".

In allen Lebewesen wird diese Lebensenergie in den Leitbahnen rhythmisiert. Alle Lebensvorgänge wie etwa die Aufnahme von Licht, Sauerstoff, Nahrung und Nährstoffen, die Verdauung, Entgiftung und Ausscheidung usw. werden durch diese Leitbahnen, durch dieses „Computersystem" gesteuert, ohne dass wir selbst etwas dazutun müssen. Wir brauchen uns um unseren Herzschlag, um unsere Körpertemperatur etc. nicht zu kümmern. Alle diese Vorgänge werden gleichsam wie von Geisterhand mittels dieser Akupunkturbahnen von selbst gesteuert. Diese „Kabel" durchziehen die Organe und Gewebe, laufen via Sonnengeflecht durch den Darm, durchziehen in tiefen Schichten das Lymphgewebe, versorgen die Nasennebenhöhlen und Mandeln und laufen ins Gehirn.

Krankheiten entstehen gemäß der TCM (Traditionelle Chinesische Medizin) dann, wenn diese Computerkabel durch Blockaden unterbrochen werden:

Die Ausscheidung und Entgiftung beispielsweise funktioniert dann nicht mehr optimal, Schlacken sammeln sich in den Organen und Geweben an, Funktionsstörungen entstehen, ein Teufelskreis mit dem Endresultat einer Krankheit tritt ein.

Unter den Blockaden haben die Chinesen schon vor Jahrtausenden „Wind-, Kälte-, Hitzeschädigungen", emotionelle Blockierungen durch Zorn, Ärger, übermäßige Sorgen, Angst oder Trauer beschrieben. Sie sprechen aber auch von „Feuchtigkeits- und Schleim"-Blockaden, die aus heutiger Sicht etwa durch Bakterien, Viren oder Gifte entstehen können.

Jeder von uns konnte einige dieser Blockierungen bestimmt bereits schon selbst am eigenen Leib erleben. Wer kennt nicht die Nackenverspannungen, die Ischiasbeschwerden, das Frösteln, das Naselaufen, nachdem er einer Zugluft (nächtliches

Schlafen am offenen Fenster, Rad- oder Cabriofahren mit unfunktioneller Bekleidung) ausgesetzt war? („Windschädigung"!)

Wer kennt nicht das mulmige Gefühl im Magen, das Herzklopfen, die Übelkeit, die Kopfschmerzen, wenn wir Angst gehabt haben, vor einer Prüfung gestanden sind, uns geärgert oder gesorgt haben. Diese Belastungen, sei es auf körperlicher oder emotioneller Ebene, schnüren uns gleichsam die Energien ab. Fehlfunktionen entstehen und Krankheiten treten auf, wenn diese Blockaden nur lange genug einwirken.

Die Schulmedizin (greift oder) kann immer erst dann eingreifen, wenn die Blockaden zu sichtbaren und messbaren Schädigungen geführt haben. Aber oftmals ist dies ja zu spät!

„Sie haben einen Kropf, den müssen wir operieren!"

„Sie haben Bluthochdruck entwickelt, jetzt müssen Sie, damit Sie keinen Schlaganfall bekommen, ein Leben lang Blutdrucksenker nehmen!"

„Ihr Kind hat Asthma entwickelt, da hilft nichts, jetzt muss es ein Leben lang Kortison inhalieren und, wenn das zu wenig ist, auch Kortisontabletten nehmen!", so die Schulmediziner.

Es wäre doch phantastisch und revolutionär, würde man eine Methode haben, die solche Fehlentwicklungen frühzeitig erkennt und auf die Krankheitsentstehung positiv einwirken könnte?!

Aber wir haben eine solche Methode und ein solches System!

Mit Hilfe der Chinesischen Medizin mit ihrem Gedankengebäude der Leitbahnen und ihren therapeutischen Möglichkeiten der Akupunktur und Phytotherapie (Pflanzenarzneitherapie), verstärkt, potenziert und ergänzt durch moderne Technik und Homöopathie, können wir frühzeitig Entgleisungen und Fehlfunktionen erkennen, beseitigen und somit die Entstehung von vielen Krankheiten verhindern.

Die Kenntnis und Beseitigung der fehlerhaften Steuerungsmechanismen der Schilddrüse, des Herzkreislaufsystems, des Atmungssystems beispielsweise werden uns Menschen vor einem Kropf, Bluthochdruck und Asthma etc. bewahren!

5.5 Die Aufgabe der Meridiane

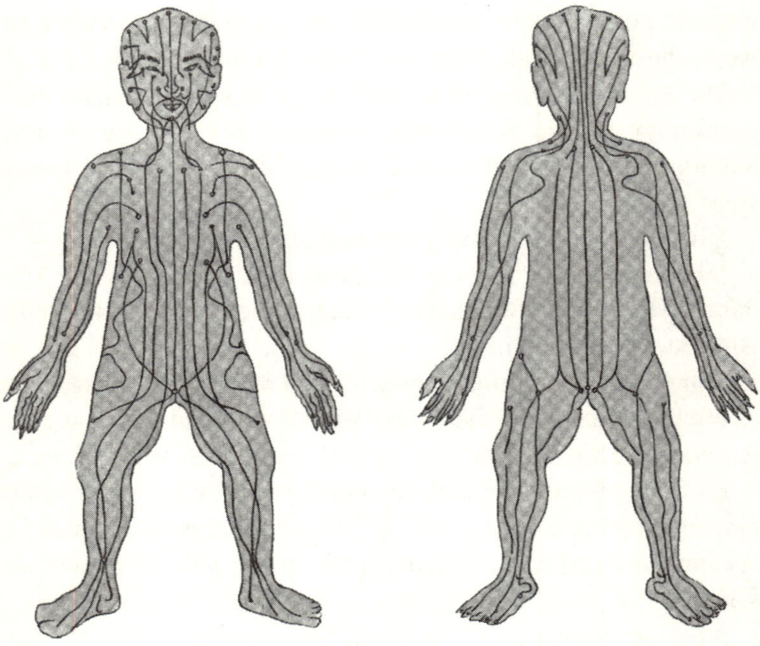

Abb. 5.1: Das Akupunktur-Meridiansystem in einer alten Abbildung[1]

Nach der diagnostischen Untersuchung und erfolgreichen Behandlung von Tausenden von chronisch erkrankten Patienten mittels dieses medizinischen Verfahrens (Jahrtausende alt –

[1] aus dem dtv-Atlas zur Akupunktur, S. 26; mit freundlicher Genehmigung.

und von mir vor allem durch die Homöopathie, die ich in das Gedankengebäude der Chinesischen Medizin integriert habe, ergänzt und erweitert) habe ich im Laufe der Jahre ein zunehmend besseres Verständnis der Entstehungsmechanismen der Krankheiten, insbesondere der chronischen Erkrankungen unserer Zeit entwickeln können:

Die Leitbahnen, somit unsere Steuerungs- und Regulierungsmechanismen schlechthin, können durch exogene und endogene (von außen kommende oder in uns selbst liegende) Faktoren blockiert werden, d. h. die Datenübertragung in unserem „Computersystem" kann durch Störungen und Störfrequenzen behindert sein. Dieses zieht ein fehlerhaftes Funktionieren der Strukturen nach sich, die durch die Leitbahn versorgt werden.

Eine Leitbahn versorgt immer folgende Strukturen:

- ein Organ
- ein oder mehrere Gelenke mit seinen Muskeln und Sehnen
- einen Wirbelsäulenabschnitt mit den Wirbelkörpern, die dazugehörigen Bandscheiben, Sehnen und Bänder
- einen Darmabschnitt
- eine Mandel und lymphatisches Gewebe im Nasennebenhöhlenbereich
- einen oder mehrere Zähne samt seiner gesamten Zahnfächer
- ein Hormonorgan
- einen Hautabschnitt
- einen Gehirnteil mit seinen Funktionen und der dazugehörigen Psyche.

Ist jetzt ein Akupunkturmeridian blockiert und teilweise (oder auch vollständig) unterbrochen, so können mit der Zeit alle dazugehörigen Organe, Körperabschnitte in Mitleidenschaft gezogen werden: Krankheiten entstehen! Sind bereits Störungen an einem Leitbahnabschnitt aufgetreten, so ist es nicht schwer vorauszusagen, an welcher Körperstelle die nächsten Probleme auftreten werden, sollten die Blockaden nicht aufgehoben werden!

Diese phänomenale Sichtweise ist zentrales Thema meines Buches „Gesund überleben" (20). Die Richtigkeit dieses Leitbahndenkens und meine davon abgeleiteten Thesen wird jeder Leser anhand seiner eigenen Krankheitsgeschichte erleben: Alle seine bisherigen Beschwerden und Erkrankungen betreffen nur eine oder zwei (in seltenen Fällen drei) Leitbahnen; alle Erkrankungen, die der Leser im Laufe seines Lebens noch bekommt, finden sich in einer Tabelle unter derselben Leitbahn!

Ein klinisch häufiges Beispiel sei hier schon als Eindruck erwähnt:

Eine Blockade im Nieren-Blasenmeridian führt im Laufe des Lebens zu folgenden Beschwerden und Erkrankungen:

- Lendenwirbelsäulen- / Kreuz- / Bandscheiben- / Ischiasbeschwerden (v. a. Abschnitte LWS 1 bis LWS 5, Sakralbereich) sowie Knieprobleme
- Allgemeine Knochen-, Gelenks-, und Gewebsschwäche (z. B. Skoliose, Osteoporose, Krampfadern, Hämorrhoiden)
- Nieren-Blasen-Unterleibsprobleme wie etwa Nierenanomalien, -zysten, -steine, Harnleiter- Blasen- und Prostataerkrankungen, Potenz-, Libido- und Fertilitätsprobleme, Erkrankungen der männlichen und weiblichen Genitalien (z. B. Vorhautverengung, Harnröhrenanomalien, Pilzerkrankungen, Krampfaderbildung im Hodenbereich (Varikozele), Gebärmutter-, Eierstock-, Vulvaerkrankungen)
- Allgemeines Kältegefühl, v. a. in den Lenden
- Schwellungen unter den Augen („Tränensäcke")
- Stirnhöhlenprobleme
- Probleme mit den Zähnen (schlechte Zähne, Parodontose)

und im Speziellen mit den Schneidezähnen (Zähne 11, 12, 21, 22, 31, 32, 41, 42)

- Vorzeitig ergraute Haare, Haarausfall und Glatzenbildung
- Nachlassen der Merkfähigkeit, Gedächtnisstörungen sowie Gehirnkrankheiten im Allgemeinen (z.B. M. Parkinson, M.S., Alzheimer)
- Schlafstörungen
- Nachlassen der Sehkraft
- Ohr- und Gehörprobleme (Tinnitus, Schwerhörigkeit)
- Allgemeine Schleimhautentgiftungsprobleme (Bronchial-, Magen-, Darmschleimhaut)
- Stoffwechselprobleme wie erhöhtes Cholesterin, Harnsäure, Blutzucker, erhöhter Blutdruck
- Hautprobleme vor allem im Kopf-, Rücken-, Extremitätenbereich
- Schlaganfall, Herzinfarkt, Krebserkrankungen

Erkennen Sie sich, Ihren Mann, Vater, Bruder oder Opa wieder? (Meistens haben unsere Männer Probleme in diesem Steuerungsbereich.)

Sind einmal Störungen in diesem Meridiansystem aufgetreten und der Betroffene unternimmt nichts für deren Beseitigung, so werden alle folgenden Störungen und Erkrankungen in seinem Leben in dieser Liste zu finden sein! Finden Sie ein oder mehrere Symptome in dieser Liste, so werden Ihre nächsten Beschwerden und Erkrankungen wieder in dieser Liste zu finden sein (außer weitere Meridiane sind betroffen)!

5.6 Blockademöglichkeiten

Blockaden der Leitbahnen können durch *endogene* Belastungen wie Kummer, Sorgen, Angst und Furcht, Ärger, Stress und Grübelei ausgelöst werden.

Bei den *exogenen* Belastungen finden sich neben den klimatischen Faktoren wie Wind, Zugluft, Kälte und Hitze Leitbahnstörungen und dadurch Datenübertragungsprobleme

- durch mechanische Blockaden (Narben, Kiefergelenksprobleme, verschobene Wirbel),
- durch Schleimhaut- und Lymphbelastungen[1], wie sie durch Bakterien, Viren, Pilze, Gifte wie Quecksilber und Formaldehyd, Farb- und Konservierungsmittel, Allergene und Impfungen und Impfzusätze entstehen können,
- durch chronische Entzündungen, wie sie zum Beispiel nicht optimal versorgte tote Zähne darstellen können,
- durch Strahlenbelastungen (Schlafplatz auf geopathisch belasteten Stellen wie Wasseradern, Verwerfungen oder Gitternetzen, Elektrosmog, Röntgenbelastung).

Neben den mechanischen und den Strahlungsbelastungen, die gleichsam eine Wirbelbildung mit Datenübertragungsproblemen am Ort der Einwirkung hervorrufen, finden sich Weiterleitungsstörungen durch Gifte, Viren, Bakterien und Pilze vor allem in den Entgiftungsorganen (Nieren, Leber), im Darm und Darmlymphatikum, in den Nasennebenhöhlenschleimhäuten und in der Hautlymphe. Durch Hervorrufen von Störfrequenzen[2] behindern diese Belastungen vor allem hier den

---

[1] Das Lymphsystem ist unser Drainage-/Reinigungssystem; es führt Gifte, Abfallprodukte, Schlacken den Ausscheidungs- und Entgiftungsorganen Leber und Nieren zu.

[2] Wie oben erwähnt, hat jedes Giftmolekül, jedes Virus oder jeder Pilz biophysikalisch betrachtet seine spezifische Ausstrahlung und Schwingung, die ein Datenweiterleitungssystem, wie es die Meridiane darstellen, freilich stören kann. Prof. Popp, ein renommierter Biophysiker, konnte eindrucksvoll die Aussendung von Licht und bestimmten Frequenzen einer jeden lebenden Zelle darstellen. Danach benötigt jede Zelle für ihr Überleben das Licht und die Information ihrer Nachbarzelle. Schlacken im Zwischenzellgewebe können verständlicherweise die Lichtübertragung hemmen.

ungestörten Energiefluss, sprich die Datenübertragung der Leit- und Steuerungsbahnen. Diese Tatsache ist vergleichbar mit der Störung einer Radiosendung durch Interferenzen mit Nachbarsendern.

5.7 Impfungen als enorme Blockademöglichkeiten

Von großem Gewicht stellten sich nun die Impfbelastungen heraus. In meinen Untersuchungen fanden sich bei der Betrachtung aller Krankheitsursachen die Impfbelastungen mit einem Anteil von 5 bis 35 % an der Beteiligung der Entstehung nahezu sämtlicher chronischer Erkrankungen!

Insbesondere an *Schwachstellen des Organismus* bleiben die erwähnten Belastungen bevorzugt liegen. Schwachstellen im menschlichen Körper entstehen meist auf der Basis von Erbgiften, auch Erbtoxine genannt, wobei wir jetzt am entscheidendsten und überragendsten Thema in der Krankheitsentstehung, -verhütung und -behandlung angelangt sind.

5.8 Der Mensch im Bild der fünf Elemente

Das Menschlein wächst im Mutterleib heran und kommt bekanntlich nach neun Monaten als Säugling zur Welt. Bereits im Mutterleib und vor allem nach der Geburt begegnet uns das (mitunter harte) Leben: Planetenkonstellationen[1] und andere kosmische Einflüsse, Strahlungen, Bakterien, Viren, Pilze, Gifte, Impfungen, (minderwertige) Nahrung und Nährstoffe, Operationen, Verletzungen und Unfälle, aber auch Stress, Ärger, Sorgen, Ängste, Leistungsdruck, Familien- und Partner-

[1] Davon sind unsere Sternzeichen (Zwilling, Widder, Stier) etc. abgeleitet.

schaftsprobleme, all diese Faktoren prasseln auf den Fetus, das Neugeborene, den Säugling, das Kleinkind, das Kind, den Jugendlichen, den Erwachsenen und den alten Menschen herein. Ein jeder von uns bedarf einer „Dickhäutigkeit“, sowohl im Seelischen als auch auf körperlicher Ebene, um alle diese Einflüsse ohne größeren Schaden zu ertragen und abzuwehren.

Zuallererst treffen diese Einflüsse, Gutes wie Schlechtes, Notwendiges wie Schädliches, auf das Element **„Metall“**, wie es die Chinesen formulieren – auf die Grenzflächen nach außen, die Kontaktflächen als erste wichtige Barriere: Das sind die Haut und sämtliche Schleimhäute wie Mundhöhlen-, Bronchial-, Vaginalschleimhäute und die Schleimhaut des Magen-Darm-Traktes, die bis zu 400 m^2 Oberfläche haben kann. Hier und im angrenzenden Darmwandlymphatikum befinden sich etwa 80 % unseres gesamten Immunsystems, dessen optimales Funktionieren vor allem von den Mandeln, vom Blinddarm und den unzähligen kleinen Lymphknoten getragen wird. Seine Aufgabe ist es vor allem zu verhindern, dass etwaige Krankheitserreger wie Bakterien, Viren und Pilze auf diesem Wege in unseren Körper gelangen. Somit sind die Haut und Schleimhäute normalerweise für Krankheitserreger undurchlässig. Alle Einflüsse müssen zunächst hier abgepuffert, abgewehrt werden nach dem Motto: Stopp! Ausweis bitte! Freund oder Feind? Die Chinesen sprechen in diesem Zusammenhang von der „Wehrenergie“, dem „qi defensivum“.

Die guten Valenzen müssen aufgenommen, verarbeitet und integriert werden, die schlechten ausgeschieden. Das Element „**Erde**“, die „Mitte“, ist diese Instanz der Trennung von „Klarem und Trübem“. Ein optimales Funktionieren von Leber, Galle, Darm und gesamter Verdauung, aber auch ein „Verdauen“ sämtlicher psychischer Einflüsse ist hier wichtig. Die so gewonnene Energie wird den Leitbahnen zugeführt, die dafür sorgen, dass alle Lebensvorgänge richtig ablaufen und der Organismus sich harmonisch und zielgerichtet ausleben kann (Element „**Feuer**").

Das Element „**Holz**", dessen Hauptfunktionskreis auch als „Feldherr" bezeichnet wird, sorgt stets für die nötige Spannung in den Sehnen und Gelenken, aber auch für die nötige Entschlusskraft und Initiative. Das „Trübe" wird über das Element „**Wasser**" ausgeschieden. Alle diese Vorgänge laufen nur dann störungsfrei ab, wenn der Körper aus einem Pool von vorhandenen und ererbten Energien, aus einem angeborenen Fundament schöpfen kann, das im Element „Wasser", auch Sitz der angeborenen Konstitution genannt, gespeichert ist.

Krankheiten und Störungen treten dann auf, wenn es dem Individuum nicht gelingt, sämtliche Lebensanforderungen und Einflüsse adäquat und erfolgreich zu bewältigen, d.h. „seinen Laden sauber zu halten". Ein oder mehrere Lebens-„Elemente" können gestört oder überlastet oder vom Grunde aus schwach angelegt sein.

Überlastungen durch Gifte, Bakterien, Viren, Stress etc. sind für jedermann leicht nachzuvollziehen, jedoch ist auf die schwach angelegten Strukturen näher einzugehen:

Der menschliche Organismus besteht auf der körperlichen Seite aus Wasser und (organischen) Salzen. Die richtige Zusammensetzung der Gewebe mit diesen Salzen bedingt deren Funktionalität und Stabilität. Ein Virus oder ein Pilz kann nur eindringen, wenn eine Schwachstelle vorliegt. Über zwei Millionen Jahre der Evolution haben dafür gesorgt, dass der Mensch *alle* Viren, Bakterien, Pilze, die auf unserem Planeten vorkommen, adäquat abwehren kann, denn sonst wäre das Menschengeschlecht, ähnlich wie die Saurier, bereits vom Erdboden verschwunden. Nur auf einem geschwächten Terrain wird das Virus einen Boden für seine weitere Vermehrung finden. Gibt es doch beispielsweise Menschen, die immer wieder einen Herpes labialis („Fieberbläschen" an der

Lippe), Vaginalpilz oder einen Fußpilz bekommen, so finden wir auch Individuen, die solche Erkrankungen noch niemals erworben haben, wohin sie auch gehen, woraus sie auch trinken, mit wem sie auch schmusen! Immer wieder sehen wir Leute, die auch in den schlimmsten Grippewellen und Erkältungszeiten nicht einmal einen Schnupfen einfangen!

Hervorgehoben werden muss hier zum wiederholten Male, *dass nicht der Erreger das Problem* darstellt, *sondern das Terrain*, auf das der Erreger, das Gift etc. trifft. Gesunde, stabile, in sich harmonisch und energetisch ausgeglichene, gut ernährte Individuen, die in einem gesunden Umfeld aufwachsen, werden alle Anforderungen des Lebens meistern können.

Probleme treten vor allem dann auf, wenn bestimmte Organe, Gewebe, Strukturen, Systeme durch *erbliche Vorschädigungen* geschwächt sind.

5.9 Die überragende Bedeutung der Erbgifte für die Entstehung unserer Krankheiten

Reine, typische Erbkrankheiten begegnen uns äußerst selten. Aber immer wieder können wir Familien erleben, in denen bei einigen Familienangehörigen gehäuft Allergien, Blasenschwäche, Hormonstörungen, Gewichtsprobleme, Atmungsprobleme wie Asthma oder Bronchitiden, Bluthochdruck und Herzinfarkte, Glatzenbildung oder vorzeitig graue Haare usw. gehäuft auftreten, die in anderen Familien nicht vorkommen. Es muss doch somit „Erbfaktoren" geben, die nicht „rein genetisch", so wie es die Schulmedizin sieht, verursacht sind, das heißt, ohne wissenschaftlich nachgewiesenen Gendefekt, aber doch in irgendeiner Weise familiär weitergegeben werden.

Wie ausgeführt, entstehen Krankheiten und Probleme nur

dann, wenn Schwachstellen vorliegen, und hier vor allem, wenn unsere Kontaktflächen als Barriere nach außen „angeborenermaßen" geschwächt oder fehlerhaft sind. Es wäre doch wunderbar, wenn es eine Möglichkeit gäbe, diese Schwachstellen exakt zu bestimmen und es wäre noch wunderbarer, ja revolutionär, diese Schwachstellen ausmerzen zu können! Das würde nämlich bedeuten, dass viele, viele Krankheiten zu verhindern wären!

Aber eine solche Möglichkeit gibt es doch bereits seit 200 Jahren! Die Antwort darauf hat uns Hahnemann, der Begründer der Homöopathie, schon vor über 200 Jahren gegeben:

Durch Beobachtungen und gezieltes Erfragen hat er beispielsweise festgestellt, dass immer dann in Familien gehäuft Probleme mit den Atemwegen auftraten, wenn in der Voroder Vorvor-Generation der Familie vorher jemand an Tuberkulose erkrankt war. Nun hat er gefolgert, dass die schwere Erkrankung der Tuberkulose (Schwindsucht) Schwächen in den Atmungssystemen in den nachfolgenden Generationen hinterlässt. Das Weitergeben von Schwachstellen bezeichnete er als Weitergabe von Erbgiften. Diese Zusammenhänge fand er neben der Tuberkulose auch bei den Geschlechtskrankheiten Syphilis (Lues) und Tripper (Gonorrhoe), ehemals häufige und durch fehlende Therapiemöglichkeiten schwer verlaufende Krankheiten, sowie bei Haut- und Stoffwechselerkrankungen (Krätze, Psora). Die Erbgifte werden deshalb „Tuberkulinum", „Luesinum", „Gonokokkinum", „Medorrhinum" und „Psorinum" benannt.

Diese Erbtoxine, vermutlich Eiweißfragmente, die möglicherweise an den Genen hängen oder gleichsam den Genen aufgelagert sind, bewirken, dass der Körper an den Stellen, auf welche die Erbgifte wirken, bestimmte Salze, vor allem aus dem Kalzium-, Fluor-, Bromhaushalt (einigen auch als die sog. Schüßlersalze bekannt), nicht einbauen und aufbauen kann. Eine solche Struktur ist natürlicherweise dadurch viel instabiler und somit krankheitsanfälliger! Trifft nun ein Virus, ein Pilz, ein Gift oder eine Impfung auf eine solche vorgeschwächte Schleimhaut oder ein gestörtes Lymph- und Abwehrsystem, ist der Boden für eine Erkrankung bereitet.

5.10 Die Hahnemann'sche homöopathische Lehre als Schlüssel zur Überwindung angeborener Schwachstellen

Dank des genialen Hahnemann haben wir mittels der homöopathischen Lehre und der homöopathischen Arzneitherapie Möglichkeiten, die Schwachstellen zu finden und zu eliminieren!! Diese Methode ist so **revolutionär** und wird in so *geringem Umfang* – hier nur von sogenannten Außenseitern, die oftmals als Scharlatane hingestellt werden und deren Erfolge oft nur als Placeboeffekte (Einbildungseffekte) angesehen werden – berücksichtigt!!!

Natürlich hängt es von der Qualität und der Erfahrung des homöopathischen Arztes ab, in welchem Umfang er die Erbgifte zu eliminieren versteht.

Durch die richtig gewählten homöopathischen Mittel werden dem Körper die Informationen gegeben, seine Gewebe und Strukturen so aufzubauen, wie sie von der Natur eigentlich vorgesehen sind. Dem Patienten, den Säuglingen und Kindern wird beispielsweise bei einer tuberkulinischen Belastung „Calc. carb." oder „Calc. phos." in verschiedenen Potenzen gegeben. Dadurch „lernt" der Organismus, seinen Kalzium- und Phosphathaushalt im Bereich der Schleimhäute, vor allem im Hals-, Nasen-, Ohrenbereich in Ordnung zu bringen. Die Folge sind *stabile* Schleimhautverhältnisse und -abwehrmechanismen, bei denen es ein Virus schwer haben wird, einen Boden zu finden und den Menschen zu infizieren. In meinen Augen kann nahezu jede Erkrankung durch eine homöopathische Konstitutionsbehandlung im Vorfeld (!!) verhindert werden, werden nur die schwach angelegten Strukturen adäquat gestärkt!

Es erkranken, um an obige Beispiele anzuknüpfen, nur Menschen an Herpes labialis, bei denen ein Erbgift in den Stoffwechsel und Abwehrmechanismus der Lippen eingreifen und so schwächen kann. Der Gesunde bekommt keinen Herpes!

Es erkranken nur Menschen an chronischer Bronchitis oder Asthma bronchiale, die tuberkulinisch vorbelastet sind! Gesunde Kinder und gesunde Erwachsene bekommen kein Asthma!

Es erkrankt nur das Kind an Diphtherie oder Keuchhusten, dessen Mandeln oder Schleimhäute der oberen Luftwege aufgrund einer tuberkulinischen oder gonokokkonischen Belastung geschwächt sind! Ein gesundes Kind erkrankt niemals an Diphtherie, Keuchhusten oder an der HIB-Meningitis! Wäre dies der Fall, wäre der Mensch schon längst ausgestorben!

Im Diphtheriezusammenhang ist es erwähnenswert, dass vor allem Menschen aus Osteuropa (Russland oder Polen etwa) häufig eine starke tuberkulinische Belastung aufweisen, die dazu führt, dass Diphtherie oder Keuchhusten dort mehr verbreitet ist und (vereinzelt) nach Deutschland eingeschleppt wird, was ja, wie gehört, für die Impfbefürworter eine „große Gefahr für Deutschlands Kinder“ darstellt und die Impfindikation legitimieren soll.

Es akquiriert nur das Individuum eine Kinderlähmung, dessen Darmabwehr schlecht und überlastet ist und dessen Nervensystem aufgrund von „Luesinum“ Fehler und Schwächen aufweist! Eine Komplikation bei Masern oder Mumps können doch nur Kinder bekommen, die eine Schwachstelle aufweisen! Ein gesundes Kind wird, wie es uns die Entwicklungsgeschichte des Menschen zeigt, nie eine ernste Komplikation durch solch eine Kinderkrankheit bekommen, denn das Menschengeschlecht ist innerhalb von zwei Millionen Jahren nicht wegen Tetanus, Diphtherie, Kinderlähmung, Masern, Mumps oder Röteln ausgestorben. Auch haben die schlimmen Seuchen wie Pest und Cholera stets nur immunschwache Individuen hinweggerafft!

Man muss sich doch fragen, warum sich in einer Schulklasse nicht alle Kinder an Scharlach infizieren, wenn der Erreger „seine Streifzüge macht"?! Sie wissen sicherlich, dass es Kinder gibt, die mehrmals hintereinander an Scharlach erkrankten, und dass da Kinder sind, die noch niemals Scharlach hatten!

Müsste man denn *alle* Kinder gegen Scharlach oder Herpes impfen? (Die Schulmedizin „bastelt" schon an diesen Impfungen!) „Aber mein Kind oder ich selber haben doch noch niemals einen Herpes oder Scharlach bekommen und ich hätte mich (jetzt rückblickend) doch niemals wegen dieser Erkrankungen einer Impfung ausgesetzt", vermögen sicherlich viele Leser zu sagen.

Für jeden guten homöopathischen Therapeuten ist es nicht schwer zu unterscheiden, welches Kind diphtherie-, scharlach- oder keuchhustengefährdet ist. Die exakte Elimination der mit in die Wiege gelegten Erbtoxine „Tuberkulinum" oder „Gonokokkinum" wird dem einst belasteten Kind zu einer stabilen Mandel- und Lymphabwehr im HNO-Bereich verhelfen und es in die Reihe der Kinder führen, die nie oder seltenst Infekte der oberen Luftwege einfangen, ganz zu Schweigen von Diphtherie oder Keuchhusten.

Deshalb ist in unseren Augen der *schulmedizinische Impfansatz* unrichtig. Es gilt vielmehr:

Wir müssen nicht den Erreger inokulieren (in den Körper einbringen), sondern erkennen, ob der Organismus und das Immunsystem des Kindes aufgrund von erbtoxisch bedingten Schwächen es zulassen, dass diese Erreger einen Boden für eine Infektion finden!

Hier einige wichtige Hinweise zum Erkennen von erbtoxisch belasteten Kindern: Tuberkulinisch, psorisch oder sykotisch belastete Kinder erkennt man daran, dass sie ständig Atemwegsinfekte, lymphathische Zeichen (Polypen, chronisch verstopfte Nase u. ä.) oder Hautschwächen (Ekzemneigung) zeigen. Entwicklungsrückstände und -verzögerungen weisen dringend auf belastete neurologische Systeme hin. Vor allem nach Impfung entstehen hierbei Atemwegserkrankungen, Hautausschläge, Allergien und neurologisch-vegetative Störungen. Wer bei seinem Kind solche Anzeichen beobachten konnte oder wo in der Familie (Geschwister) solche Anzeichen aufgetreten sind oder wer bereits ein chronisch krankes Kind in der Familie hat (Neurodermitis, Asthma bronchiale, Allergien etc.) *nie impfen*, sondern vielmehr die schwachen Regulationskreise mit Naturheilkunde behandeln lassen. Hier ist viel wichtiger, die Abwehrleistungen auf natürlichem Weg zu stabilisieren. Somit werden aus gefährdeten Kindern nicht-gefährdete.

5.11 Zurück zur *Polio-Impfung* – als Wegbereiter für Störungen im hormonellen-vegetativen-neurologischen System

Am schnellsten führt die Polioimpfung zu einer Gefahr, wie schon oben kurz angerissen, wenn die Darmabwehr (die Schluckimpfung wird ja über den Darm aufgenommen) und die Darmdrainage über die Lymphwege belastet und verstopft sind, was z. B. über eine Pilz-, Gift-, Antibiotika- oder Amalgambelastung hervorgerufen wird. Die *Polio-Erreger*, die ja über den Darmlymphweg in der Leber, den Nieren und im Thymus entgiftet und bearbeitet werden müssen, *bleiben* quasi hinter der Darmschleimhaut in der Lymphe *hängen* und werden in alle möglichen schwachen Gewebe und Organe zurückgestaut. Alle gut gerüsteten Zellen können sich deren Gefährlichkeit erwehren, nur die Schwachstellen nicht (gemäß dem Gesetz: „Immer auf die Kleinen und Schwachen").

Bei **allen** meiner mittlerweile vielen Tausenden von untersuchten und behandelten Patienten ist die Polioimpfung als Impfschaden zu finden; mit anderen Worten: Mir ist noch niemals ein Patient begegnet, bei dem sich die Polioimpfung nicht an irgendeiner vererbten Schwachstelle als Blockade einer Leitbahn nachweisen ließe!!!

Insbesondere bei den *neurologischen* und *psychiatrischen Krankheitsbildern* sowie bei den Kindern mit *Konzentrationsstörungen, Teilleistungsschwierigkeiten* und *Hyperkinetischem Syndrom* oder Ähnlichem sind diese Viren (gemäß deren Vorliebe für das Nervensystem) und die Impfzusätze in den bestimmten Gehirnanteilen und Nervenfasern, sowie als Blockaden der entsprechenden Meridiane zu testen. Insbesondere der „Dreifache Erwärmer", ein Hormone- und vegetativ-neurologisch versorgender Meridian ist hier immer stärkstens in Mitleidenschaft gezogen. Daneben wird bei ca. drei Viertel der Patienten der Blasenmeridian blockiert, der zum einen für die adäquate Entgiftung aller Lymphgefäße über das Nieren-Blasen-System zuständig ist (Verstopfung!) und zum anderen, pathogenetisch viel gravierender, das gesamte Rückenmark, den Hirnstammbereich mit seinen Kreislauf-, Atmungs- und Hirnnervenregulierungszentren, das Kleinhirn (v. a. wichtig für Koordinationsleistungen) und die Kommisur und den „Balken" – die Verbindung und Steuerungsfasern für die beiden Gehirnhälften – energetisch versorgt. Allen voran ist diese Impfung dementsprechend bei der *MS* (Multiple Sklerose) sowie Epilepsien, Depressionen, Befindlichkeitsstörungen und allen kindlichen Entwicklungsstörungen nicht unwesentlich an deren Krankheitsgenese beteiligt. Gleiches gilt für die *Masern-Mumps-Röteln-* und die *FSME-Impfung,* sowie, wie später ausgeführt, die *Tetanus-*

Impfung, alle mit ebenfalls „Nervengewebe liebenden" Viren und -aufbereitungen.

5.12 Die Polio-Impfung und die Allergiker

Zu finden sind die mit der Impfung eingebrachten abgeschwächten Polio-Erreger immer in der Haut- und Darmlymphe bei *Neurodermitikern*, in der Darmlymphe bei fast allen *Allergikern* sowie bei *entzündlichen Darmerkrankungen* wie Colitis ulcerosa. (Diese unglücklichen Patienten haben bis zu 20 blutige Durchfälle am Tag!)

Äußerst schlimm dabei ist die Tatsache, dass meines Erachtens die abgeschwächten Erreger und Zusatzstoffe in der belasteten Lymphe hängen bleiben und so einen idealen Resonanzboden für eine natürliche Infektion und Inokulation bilden, d.h. dass ein Kind, das aufgrund schlechter Abwehrleistungen im Darm für eine echte Polioinfektion sowieso besonders gefährdet ist, meiner Auffassung nach **durch die Impfung** und somit durch die Schaffung eines Resonanzbodens um ein Vielfaches mehr **gefährdet** ist als *ohne* Impfung!

Auch der Laie kann sich diese Tatsache leicht vorstellen: Dadurch, dass schon (abgeschwächte) Erreger von der Impfung her in dem Zwischenzellgewebe und in der Lymphe liegen, die aufgrund einer schwachen Abwehrleistung nicht bekämpft und adäquat entsorgt werden können, finden Erreger von außen leichter einen Infektionsweg. Dieser ist quasi schon vorgeebnet! Man spricht in diesem Zusammenhang von „Bahnung".

Durch die Impfung (und das gilt für *alle* Impfungen) können die Kinder also um ein Vielfaches gefährdeter sein für eine natürliche Infektion mit *dem* Erreger, *gegen den* sie eigentlich geschützt werden sollen. Eine Infektion verläuft oftmals ungleich schwerer, als sie ohne Impfung verlaufen würde. Ich habe diese Tatsache oft bei der Masern-Mumps-Röteln-Impfung gesehen: Eine Masernerkrankung tritt bei Geimpften, vor allem bei immungeschwächten Kindern wie Neurodermitikern, ungleich schwerer auf. Zahlreiche Kollegen haben mir diese Tatsache ebenfalls bestätigt.

Die *Polioerkrankung* tritt in unseren Breiten praktisch seit über 20 Jahren nicht mehr auf. Es gibt nur noch Lähmungsfälle nach Impfung! Die Impfung aber gefährdet unsere Kinder, vor allem die darmabwehrschwachen Kinder, demnach um ein Vielfaches:

- Die Infektionswahrscheinlichkeit mit Polio (z. B. bei einem Auslandsaufenthalt) ist wahrscheinlich durch Bahnung um ein Vielfaches höher.
- Es werden durch diese Impfung *immer* Leitbahnen blockiert, vor allem diejenigen, die für die hormon-vegetativ-neurologischen Zentren, also äußerst wichtige und zentrale Systeme, zuständig sind.

  Anfänge für die Entstehung von chronischen Erkrankungen, insbesondere von Nerven- oder Gemütserkrankungen sowie Befindlichkeitsstörungen, sind somit gelegt!
- Wir riskieren in hohem Maße schwere Komplikationen wie neurologische und psychiatrische Komplikationen sowie Lähmungen. Zu den anerkannten Impfschäden vergleiche das Buch „Buchwald: Impfen – Das Geschäft mit der Angst“ (6).

Es ist mir unverständlich, wie Kinderärzte gerade bei Neurodermitikern mit ihrem schlechten Darmlymphatikum zur Polioimpfung drängen. Das belastete Darmlymphsystem kann doch durch die Impfbelastung nur schneller zum Überlaufen gebracht werden! Auch der neue Impfstoff, der nun ebenfalls in den Muskel gespritzt wird, schafft hier keine Abhilfe: Die

Erreger und seine Zusatzstoffe können genauso wie bei der alten Impfung im Darmlymphatikum sowie als Blockaden der entsprechenden Leitbahnen getestet werden.

Die Schulmedizin schaut leider meist nicht über ihren Tellerrand hinaus. Ihre Gedankengänge und Betrachtungen sind immer nur symptomatisch und auf ein Organsystem *lokal* gerichtet unter völliger Nichtbeachtung übergeordneter Regulationsmechanismen. Die Folge dieser Methode kann man an den schulmedizinischen Therapieerfolgen ablesen: *„Neurodermitis ist nicht heilbar, viele Kinder haben diese Erkrankung heutzutage, sie müssen damit leben!"*

Jeder sollte über diese Aussage genauer nachdenken: Weil beinahe jedes Kind heutzutage schon an Neurodermitis oder einer Form von Allergie leidet, ist es in den Augen der schulmedizinischen Kollegen „normal"!!!

Aber sie werden nicht mehr lange ihre Augen verschließen können vor den unzähligen Erfolgen, die unsere naturheilkundlichen Behandlungsmethoden (und hier allen voran die *Homöopathie* und *Traditionelle Chinesische Medizin und Akupunktur*) erreichen.

Wir sind in unseren Bemühungen zur Heilung der chronischen (und akuten) Erkrankungen deswegen so erfolgreich, weil wir die Ursachen *exakt diagnostizieren* können, *funktionelle Zusammenhänge erkennen* und Wege gefunden haben, diese *Belastungen erfolgreich* zu *eliminieren.*

Gibt es einen besseren Beweis für die Richtigkeit unseres Tuns als gesunde Patienten?! Es sollte stets gelten: „Wer heilt, hat Recht!"

5.13 Diphtherie-, Keuchhusten- und HIB-Impfung

Weiter erscheinen mir die **Diphtherie**- und **Keuchhusten**- sowie die **HIB-Impfung** äußerst problematisch.

Der Impfstoff, besser die (abgeschwächten) Toxine oder Erregerbestandteile, sind vor allem bei tuberkulinischer Vorbelastung[1] im Regelkreissystem *„Blase" und „Dickdarm"*, die, wie z. T. schon erwähnt, für die Entgiftung aller Schleimhäute und hier vor allem der oberen Luftwege sorgen, zu testen. Hier kann die Impfung oftmals aufgrund der Fremdartigkeit und Wuchtigkeit

1. zu einer Schädigung des Abwehrsystems und
2. insbesondere zu einer Verstopfung der Drainage-Wege führen: Viren, Bakterien, Pilze, Pollen, Schimmelpilze und alles, was wir einatmen, kann hierdurch schwieriger entgiftet werden und verursacht viele schwere Probleme. Der Boden für *Infektanfälligkeit, chronische Atemwegserkrankung* und *Allergie* ist bereitet. Diese Tatsache haben mir zahlreiche Kollegen bestätigt.

Außerdem stellen die in der Lymphe unbearbeiteten Toxine und Erreger des Impfstoffes, wie oben gehört, einen idealen Resonanzboden für eine natürliche Infektion dar, d. h. die Erkrankung, gegen die diese Impfung schützen soll, kann viel leichter entstehen und dann jeweils viel heftiger – eine Tatsache, die jeder Arzt gerade bei diesen Impfungen oft beobachten kann, wenn er es denn sehen möchte.

Und wiederholt: Unsere immunschwachen Kinder sind unserer Ansicht nach durch die Impfungen um ein Vielfaches höher gefährdet, an Diphtherie, Keuchhusten oder HIB zu erkranken.

---

[1] siehe Ziff. 5.9.

Nur gut, dass es in unserem Land praktisch keine natürliche Diphtherie-Infektion (sowie Kinderlähmung) gibt, denn das könnte meines Erachtens zu einer Katastrophe führen. Ich möchte jetzt schon voraussagen, dass in den nächsten 5–15 Jahren vermutlich eine Welle und Epidemie von HIB-Hirnhautentzündungen auf unsere Kinder hereinbrechen könnte. (Die jüngsten bekannt gewordenen vereinzelten Fälle von Meningokokken-Hirnhautentzündungen in Niederbayern waren ein Flämmchen.)

Alle Kinder, die (erbtoxisch) an Mandeln und Hirnhäuten eine angeborene Schwäche haben (ca. 10–15 % unserer Kinder), laden durch die in den (schwachen) Entgiftungswegen hängen gebliebenen Erreger(partikeln) aus der Impfung zu einer natürlichen Infektion mit den gefährlichen HIB-Hämophilus-Bakterien ein. Diese Bakterien werden durch den unsachgemäßen, großzügigen, übereilten und unverantwortlichen Missbrauch mit Antibiotika, die bei jeder kleinsten Erkältung verabreicht werden, herausgezüchtet. Epidemien können entstehen. Von den gefährdeten Kinder mögen viele an Hirnhautentzündungen erkranken, einige schlimme Restbeschwerden zurückbehalten, manche sterben. Eine schulmedizinische Behandlung könnte sehr erschwert sein, zumal die Bakterien durch den übermäßigen Antibiotika-Einsatz zunehmend Resistenz zeigen.

Es werden dann vor allem diejenigen Kinder betroffen sein, die geimpft sind!

Gerade beim Schreiben dieser Zeilen wurden im Nachbarort zwei Fälle von HIB-Hirnhautentzündungen bekannt. Verschwiegen wird aber, dass diese Kinder lege artis geimpft waren...

5.14 Das Problem der Tetanus-Impfung

Bei der **Tetanusimpfung**, die selbst in zahlreichen homöopathischen Schriften als vergleichsweise harmlos, gut verträglich und somit in den Kreis der empfohlenen Impfungen gezählt wird, findet man jedoch bei *100 Prozent* (!) der Geimpften (ebenso wie bei der vorhin diskutierten Polio-Impfung) eine Impfschädigung. Durch Einspritzen in die Gesäßmuskulatur werden die Akupunktur-Leitbahn *„Aszendens yang“* („Aufsteigendes Yang“) sowie der *„Gallenblasenmeridian“*, die hier verlaufen, blockiert. Und es können somit – gemäß deren Aufgaben – nervale Störungen im Bereich beider Füße mit *Sensibilitätsstörungen, Krämpfen, Kribbeln sowie Entgiftungsprobleme* im gesamten Beinbereich mit Wundheilungsstörungen auftreten. Hier imponiert vor allem neben dieser *lokalen Leitbahnstörung* die *Problematik der Impfzusätze:*

Aluminiumhydroxid und Formaldehyd, hochtoxische Zusatzstoffe im Impfstoff (der Erstgenannte ist auch bei der Lebensmittelkonservierung zugelassen), bieten zum einen einen idealen Resonanzboden für eine nachfolgende Belastung von außen. Dieses Konservierungsmittel wird nahezu bei allen chronischen Erkrankungen an der Schwachstelle gefunden. Das schnellere Verstopfen der Ableitungs- und Entgiftungswege wird durch die Impfung gebahnt.

Daneben lässt sich die *Tetanusimpfung* wiederum, wie erwähnt, bei *allen* Patienten mit neurologischen und psychiatrischen Krankheitsbildern bioenergetisch testen. Blockiert sind hier ebenfalls der „Dreifache Erwärmer“, als Steuerungscomputerkabel der Hormone und des vegetativ-neurologischen Systems, sowie der „Leber/Galle“- und „Milz/Pankreas-Meridian“, die zum einen die gesamte Entgiftung des Körpers und zum anderen die Spannung und den Tonus sämtlicher Gewebe regeln und für alle Gelenke und den Bewegungsapparat zuständig sind.

Erst jüngst erlebten wir in der Praxis den Fall eines Kindes, das im Alter von 3 Monaten unglücklicherweise mit heißem Wasser verbrüht wurde. Das Kind wurde in der Klinik natürlich sofort (obwohl die Mutter sich eigentlich unserer Meinung zur Nichtimpfung in diesem Alter anschließen wollte) aktiv gegen Tetanus geimpft (es war damals die erste und bis dahin einzige Impfung). Vier Wochen später fielen beim Säugling verminderte Arm- und Beinbewegungen (Koordinationsstörungen) auf, außerdem gab das Kind merkwürdige Laute von sich.

Die Untersuchung und naturheilkundliche Diagnostik erbrachte eine *Tetanus-Impfschädigung* in den verschiedensten Gehirnstrukturen (Hirnstamm, Epiphyse, Hypothalamus) sowie die Blockade des „Dreifachen Erwärmers" und der Leitbahnen, die das Herz, den Kreislauf und das Nieren-Blasen-System mit seiner Funktion der Kontrolle des Hirnstammes, des Kleinhirnes und der Lateralität sowie der Koordination steuern. Glücklicherweise konnten, soweit heute absehbar, durch eine folgerichtige homöopathische Therapie Dauerschäden verhindert werden: Nach erfolgreicher „Ausleitung" erfolgte eine gesunde neurologische Weiterentwicklung ohne Auffälligkeiten. Jeder kann sich selbst ausmalen, was eintreten hätte können, wenn dieser Säugling noch weitere „Nervenstrukturen liebende Impfungen", wie sie die Polio- oder die Masern-Mumps-Röteln- oder etwa die FSME-Immunisierung darstellen, erhalten hätte.

Die Ursache, warum sich diese Impfung sofort in bestimmten Gehirn- und Nervenstrukturen und Meridianen festgesetzt hatte, war in einer erbtoxischen Vorbelastung („Luesinum" und „Gonokokkinum") zu sehen: Neurologische und psychiatrische Krankheitsfälle waren in der Familie (Großeltern) zu eruieren.

Darum der dringende Rat: *Vermeiden Sie die Durchführung von „Nerven-assoziierten Impfungen"(= Impfungen mit Impf-*

erregern und Zusätzen, die bekanntlich eine Vorliebe zum Nervensystem haben und die Meridiane blockieren können, die für das neurologisch-hormonell-vegetative System zuständig sind[1]) bei jeglichem familiären Vorkommen von Gehirn-, Nerven-, Gemütserkrankungen!

Säuglinge und Kinder, aber auch deren Geschwister, mit Zeichen von neurologischen Störungen und zentralen Koordinationsstörungen (z. B. Schiefhals, „Dreimonatskoliken", Obstipation (Verstopfung), Neigung zu Krämpfen) stellen aus unserer ärztlichen Sicht eine ***absolute Kontraindikation*** *für die entsprechenden Impfungen dar! Die diese Störungen verursachenden Erbgifte stets homöopathisch ausleiten lassen!*

Diese Ansicht deckt sich weitgehend mit den Impfempfehlungen und -einschränkungen, die in zahlreichen homöopathischen ärztlichen Impfschriften beschrieben oder beispielsweise auf dem letzten „Impfkolloquium" im Rahmen der Vertiefung der Homöopathie im März 1999 in München, an dem ca. 50 homöopathisch arbeitende Ärzte teilnahmen, diskutiert und erarbeitet wurden. Die Impfempfehlungen, nach jahrzehntelanger Erfahrung mit Impfungen und Folgen von Impfungen von homöopathisch arbeitenden Ärzten, sollen im Folgenden kurz wiedergegeben werden:

5.15 Zusammengefasst die Impfempfehlungen und Impfeinschränkungen von Naturheilkundeärzten

1. Wenn Sie impfen wollen, dann impfen Sie oder lassen Sie nur gesunde Kinder impfen.
2. Impfen Sie oder lassen Sie in den ersten beiden Lebens-

[1] siehe Tabelle am Ende dieses Kapitels

jahren nur absolut notwendige Impfungen durchführen. Als einzige absolut notwendige Impfung wird meist die Tetanusimpfung genannt, jedoch ist auch hierbei die Beurteilung dieser Impfung nicht unumstritten. Eine zweimalige Impfung, die erste mit ca. 12 bis 15 Monaten, die Auffrischimpfung nach einem Jahr, dürfte genügen.

3. Impfen Sie oder lassen Sie nicht impfen bei:
   - Infekten der oberen Luftwege, Fieberzuständen (auch unter 38°C), Durchfällen
   - Allergien, Asthma, atopischen Erkrankungen
   - Behandlungen und damit künstlicher Unterdrückung des Immunsystems mit Antibiotika, Kortikosteroiden (systemisch, inhalativ oder lokal)
   - Dermatosen, Ekzemen oder lokalisierten Hautinfektionen
   - neurologischen Erkrankungen wie zentralen Koordinationsstörungen, zerebraler Lähmung oder Down-Syndrom. Hinweise für zentrale Koordinationsstörungen sind vermehrter Speichelfluss, Dreimonatskoliken, Obstipation (Verstopfung), Hypotonie (Schlaffheit) oder auch Krampfneigung (z. B. Fieberkrampf oder Schiefhals)
   - Postnatalem Ikterus (Gelbsucht nach der Geburt), Frühgeburt, Mangelgeburt, Unterernährung, Ausscheren aus den Perzentilenkurven[1], Schwangerschaftskomplikationen, orthopädischen Störungen wie Hüftdysplasie, Skelettanomalien, Fußfehlhaltungen wie z. B. Sichel- oder Senk-, Knick- und Spreizfuß, Wirbelsäulenverformungen und Skoliose

---

[1] Perzentilenkurven geben den Bereich an, innerhalb dessen Gewicht, Größe, Kopfumfang des Säuglings sich befinden sollen; finden sich in den gelben Vorsorgeheften

- in der Inkubationszeit von Erkrankungen (Kind hat sich womöglich mit einem Erreger infiziert, die Erkrankung ist aber noch nicht ausgebrochen, z.B. bei Windpocken)

4. Größte Vorsicht ist geboten, wenn nach einer stattgefundenen Impfung eine unverhältnismäßig starke Reaktion wie hohes Fieber, Ausschläge, neurologische Störungen, Krämpfe oder deutliche Verschlechterung des Allgemeinbefindens aufgetreten ist. Hier hat der Organismus bereits die Unverträglichkeit des Impfstoffes signalisiert. Gerne werden die Eltern in so einem Falle mit dem Argument, dass beim Beenden die ganze Impfserie umsonst gewesen sei, zum Weiterimpfen animiert. Lassen Sie sich nicht unter Druck setzen, denn jede einzelne Injektion führt zu einer Reaktion des Immunsystems, und wenn die Immunantwort überschießend ist, zeigt ja gerade das, dass die Grenze der Belastbarkeit bereits erreicht ist. Wichtig ist in diesem Zusammenhang auch, etwaige Reaktionen nach Impfung nicht mit Fieberzäpfchen oder Ähnlichem zu unterdrücken. Eine echte Bewältigung der Impfung kann so verhindert werden.
5. Ein unreifes Immunsystem vermag niemals über 20 Impfungen adäquat zu verarbeiten. Deshalb sollten Impfungen nicht nach einem Schema (Impfplan) vorgenommen, sondern den individuellen Bedürfnissen angepasst werden. Auffällige Kinder (s.o.) sollten zunächst von einer Impfung zurückgestellt werden. Erst nachdem sie einer homöopathischen Konstitutionstherapie zugeführt worden sind und dadurch in einen völlig stabilen, altersentsprechenden Zustand gebracht wurden, kann individuell entschieden werden, welche Impfungen (noch) notwendig sind.
6. Wenn Sie eine Impfung durchführen lassen, unbedingt homöopathisch/naturheilkundlich nachbehandeln lassen.

5.16 Zurück zur *Tetanus-Impfung*-Diskussion

Gefährdet ist derjenige, der die Tetanusbakterien nicht abwehren oder das Tetanusgift nicht abbauen kann.
Auch bei der Tetanusproblematik gilt meines Erachtens: Nur der Gefährdete mit Abwehr- sowie Leber- und Nierenentgiftungsschwäche wird durch eine Tetanusbelastung in Lebensgefahr kommen. In geschwächten Organen kann **immer** der Impfstoff getestet werden. Der Organismus wird durch die zusätzliche Toxin-(Gift-)Menge weiter geschwächt und die Wege sind „vorgeteert" – bei einer natürlichen Infektion findet das Tetanustoxin leichter den Weg in das geschwächte Organ. Das heißt wiederum: Derjenige, der aufgrund schwacher Abwehr- und Entgiftungsleistung sowieso schon gefährdet ist, durch Tetanustoxine in Lebensgefahr zu kommen, wird meines Erachtens durch die Impfung vermutlich deutlich stärker gefährdet, vor allen Dingen dann, wenn im zweifelhaften Wissen um den Impfstatus im Falle einer Verletzung stets zur passiven Impfung simultan die aktive Immunisierung durchgeführt wird.

Diese Tatsache ist leicht vorstellbar: Es ist, wie erwähnt, das *Gift* der Tetanusbakterien, das gefährlich ist. Dieses Gift muss vom Organismus in der Leber abgebaut und über die Nieren ausgeschieden werden. Verfügt nun ein Mensch über eine (durch Erbgifte) geschwächte Leber- und Nierenleistung, so wird dieses Gift ungleich langsamer ausgeschieden und der Körper vital bedroht.

Selbstverständlich können dann auch oft die (abgeschwächten) Gifte der Impfung nicht adäquat ausgeschieden werden, bleiben liegen und ziehen eine Infektion und Belastung von außen förmlich an.

Ist eine Immunisierung gegen ein Gift überhaupt möglich?

Abgesehen davon erscheint nicht nur mir *eine Erzeugung von wirksamen Antikörpern gegen ein Gift* unmöglich. Beim Tetanus ist es ja das Gift, das den Menschen gefährdet. Das abgeschwächte Gift (Toxin) der Tetanusbakterien wird eingespritzt. Wie soll gegen ein Gift eine Immunität aufgebaut werden?

Wenn man durch eine Impfung eine Immunität und einen Schutz gegen ein Gift aufbauen könnte, dann könnten uns ja alle unseren modernen Gifte wie Formaldehyd, Quecksilber, Arsen etc. nichts mehr anhaben. Arbeiten in giftiger Umgebung wie bei der Farben- und Lackproduktion, bei der Asbest- und Gummiverarbeitung, das Tragen von Amalgalfüllungen, all das wäre ja kein Problem mehr: Wir müssten uns nur durch eine Impfung davor schützen!!

Der Körper wird also nie immun gegen ein Gift, sondern im Gegenteil: Die Fähigkeit, sich gegen Gifte zu wehren, nimmt immer mehr ab, je mehr Gifte wir dem Organismus zumuten.

(Dasselbe gilt natürlich auch für die Diphtherie-Impfung, bei der ebenfalls das abgeschwächte Gift der Bakterien eingeimpft wird).

Ein weiterer wichtiger Punkt in der Diskussion über Notwendigkeit und Nutzen der Tetanusimpfung in diesem Zusammenhang ist für mich (ich schließe mich hier Herrn Dr. Buchwald an) die Tatsache, dass ein natürlich durchgemachter Tetanus keine Immunität hinterlässt, jedoch eine Impfung mit Einspritzung des Toxins angeblich einen Schutz verleihen soll! Ein sehr fragwürdiges Unterfangen!

Berücksichtigt werden sollte auch die Tatsache, dass es, laut Literaturangaben, Länder gibt, in denen eine Tetanuserkrankung faktisch nicht vorkommt, auch wenn die Menschen vorwiegend am Boden („im Dreck“) leben. Dies zeigt, dass der Mensch nicht unbedingt durch Tetanus gefährdet ist.

Die „homöopathische Impfung“ als mögliche Alternative
Um bei vollständig Gesunden (was durch eine homöopathische Konstitutionstherapie erreicht werden kann) jede mögliche Gefährdung durch Tetanustoxin auszuschließen, empfehle ich, wenn sich Eltern zu einem Nichtimpfen entschließen und sehr unsicher sind, – selbstredend neben einer optimalen chirurgischen Wundversorgung und richtiger homöopathischer Wundbegleittherapie im Verletzungsfall (s. o.), und *stets nach vollständigem Abschluss der naturheilkundlichen Konstitutionstherapie* – als Prophylaxe (Vorbeugung) die Durchführung einer *homöopathischen Impfung*. Bei der homöopathischen Impfung wird versucht, wie oben gehört, eine *komplette* Immunantwort auf den Erreger oder dessen Toxin zu erzielen, aber nicht durch die Inokulation derselben selbst, sondern nur mittels Verabreichung von deren *Information*, was durch hohes Verdünnen (Potenzieren) des Erregers oder des Giftes erreicht wird.

Die homöopathische Impfung soll absolut nebenwirkungsfrei und, wie von erfahrenen Homöopathen jahrzehntelang beobachtet, anscheinend optimal wirksam sein. Es wurde beispielsweise von homöopathischen Ärzten berichtet, dass die homöopathische Impfung in großem Stil absolut erfolgreich eingesetzt wurde. Tausende von Menschen, die einer Infektion ausgesetzt waren, blieben durch diese Art der Immunisierung beispielsweise von Polio bei einem Beobachtungszeitraum von 30 Jahren verschont. Ähnliches wird von der homöopathischen Tetanusimpfung berichtet (15).[1]

Geht man bei seiner Gesundheitsvorsorge diesen Weg, so

---

[1] Jedoch lehnen andererseits einige klassische Homöopathen ein „homöopathische Impfungs Impfen“ ab. Die schulmedizinische Konzeption bleibe hierbei nach deren Meinung im Prinzip bestehen, die Idee der Impfung werde weitergetragen. Homöopathie sei jedoch eine absolute Individualtherapie, so argumentieren sie.

kann dann individuell entschieden werden, ob nach Abschluss der ersten Hirnreifung im Alter von drei Jahren eine Nachimpfung mit dem „schulmedizinischen Impfstoff" unter Berücksichtigung obiger Diskussionspunkte erfolgen soll. Kontraindikationen müssen hier („Nervengewebe liebende Impfung") immer besonders berücksichtigt werden!

Bei einer schweren Verletzung, die wirklich die Gefahr eines Tetanus nach sich ziehen kann und die dann in der Regel in einer chirurgischen Ambulanz versorgt werden muss, sollte selbstverständlich, auch wenn sie ebenfalls zu Leitbahnblockaden führt, die *passive Impfung*, d.h. die Zuführung von neutralisierenden Antikörpern, ungeachtet dessen, ob wirksam oder nicht, vorgenommen werden. (Vergleiche die Gabe eines Antiserums bei Schlangengiftintoxikation). Die Impfmaßnahme sollte im Anschluss homöopathisch nachbehandelt werden.

In diesem Zusammenhang soll auch nochmals betont werden, dass sich alle „kritischen" Empfehlungen in diesem Buch nur auf Patienten und Kinder beziehen, bei denen eine adäquate optimale *homöopathische Konstitutionsbehandlung vorausgegangen* ist, und die Aussagen **keine Allgemeingültigkeit** haben. Im Einzelfall kann es immer einmal vertretbar sein, eine (schulmedizinische) Impfung durchführen zu lassen!!!

5.17 Weitere Erfahrungen zu einzelnen Impfungen

Mehrfach konnte ich bei der Ausleitung von *Masern-Mumps-Röteln*-Impfbelastungen eine vorübergehende **Hirnhautreizung** mit Fieber und Nackensteife erleben (Die Impferreger und -zusätze waren an den Hirnhäuten getestet worden). Diese

Tatsache führt sehr deutlich vor Augen, dass bei diesen Kindern ein Kontakt mit natürlichen Wilderregern möglicherweise sofort zu einer Meningitis (Hirnhautentzündung) aufgrund von Vorbahnung (s. o.) geführt hätte.

Einige Male sah ich in der klinischen Praxis Neurodermitis- und Keuchhustenpatienten, welche *trotz Impfung* schwerstens an Masern (oder Keuchhusten) erkrankten, mit **Krankheitsverläufen**, die **ungleich fulminanter und länger** waren, als der Arzt sie bei natürlicher Infektion sieht.

Eine meiner weiteren Patienten, eine Kindergärtnerin, erkrankte an Röteln, obwohl sie zuvor schon dreimal gegen *Röteln* immunisiert worden war.

Ich habe zur Zeit, wie oben erwähnt, drei kleine Mädchen in Behandlung, bei denen nach der Kombinationsimpfung *„Masern-Mumps-Röteln"* bzw. nach einer *FSME-Impfung* ein **kindlicher Diabetes mellitus** aufgetreten ist mit all seinen möglichen verheerenden Folgen und der Tatsache, dass man die kleinen Mädchen von nun an täglich fünfmal pieksen und ihnen möglicherweise lebenslang Insulin spritzen muss. Anhand der Anamnese sowie genauer bioenergetischer Testungen kann eindeutig die Impfung als zentraler Auslöser der schlimmen Erkrankung festgestellt werden.

Daneben möchte ich noch zwei weitere Kinder aus meiner Praxis anführen, die *nach den öffentlich empfohlenen Impfungen* ein schweres **Rheumaleiden** entwickelt haben. Hier erwies sich der Rötelnanteil im Kombinationsimpfstoff als Hauptbelastung.

Ein junger Mann erkrankte nach der *FSME-Impfung* an schwerem, bislang therapieresistentem **Weichteilrheumatismus**.

Eine 40-jährige Frau war in meiner Behandlung, die seit der Durchführung der *Pocken-Impfung* schwer **körperlich behindert** war.

Mindestens bei zehn Kindern war es unmittelbar nach den

Impfungen zum ersten Mal zu **Fieberkrämpfen** gekommen. Eine Patientin hatte nach der *Tetanusimpfung* eine **Epilepsie** entwickelt.

Immer wieder berichteten mir Eltern, dass sich deren Kinder nach den Impfungen **in ihrem Wesen** sehr zum Negativen **verändert** hatten.

Weiter kenne ich in der Nachbarschaft einen Buben, der nach dem scheinbar gewissenhaften Durchführen der empfohlenen Impfungen in seiner **Entwicklung zurückblieb**. Er besucht heute die Sonderschule.

Fast nicht mehr zählbar sind die Fälle aus meinem sehr großen Patientenaufkommen von **Neurodermitis**, bei denen die Erkrankung in zeitlichem Zusammenhang mit den Impfungen aufgetreten war.

Ganz zu schweigen von den zahlreichen **hyperkinetischen Kindern** und den vielen, vielen Fällen von kleinen Patienten mit **Teilleistungsstörungen**, sowie vom **gigantischen Ausmaße der Allergien**, die, laut Elternbericht, oftmals im Anschluss an bestimmte Impfung auftraten und in meinen Untersuchungen eindeutig wesentlich durch die Impfungen mitbestimmt werden…

5.18 Zusammenfassung und notwendige Ableitungen

Bei der **zusammenfassenden Beurteilung** meiner *Patienten mit chronischen Erkrankungen* (nach deren Therapie und Genesung) kann ich feststellen, dass die **Impfungen** einen **Anteil von ca. 5–35 % an der Krankheitsentstehung** haben können, wobei *alle Impfungen betroffen sind.*

Es soll nicht unerwähnt bleiben, dass ich bei fast keinem Krankheitsbild die Impfung als den *Allein*schuldigen feststellen konnte, in manchen Fällen jedoch erwies sich die Impfbelastung in ca. 60 % als der gravierende Hauptfaktor. Auf erbtoxisch vorbelasteten und somit geschwächten Organen und Regulationskreisen kann immer eine Summation von Belastungen diagnostiziert werden.

Durch die Impfungen werden also die Abwehr- und Ausleitungswege schon zu 5–35 % belastet!! Strahlungsbelastungen, Gift-, und Quecksilberbelastungen vor allem aus Amalgamfüllungen erledigen den nächsten großen Anteil[1].

Bringen Sie also das Fass nicht vorzeitig und völlig grundlos schon zu einem Drittel zum Überlaufen; unsere Kinder müssen sowieso schon täglich mit der Vielzahl von Giften, Konservierungsmitteln, Farbstoffen aus unseren Lebensmitteln, Umwelt und Wohnungen fertig werden!!

Neben der Tatsache, dass unsere gefährdeten – weil erbtoxisch geschwächten – Kinder *durch die Impfung um ein Vielfaches bedrohter* sind, erscheint mir ein *zweiter* Punkt von äußerster Wichtigkeit, den es zu wiederholen gilt:

Das kleine Menschlein muss vor allem in den ersten drei Lebensjahren heranwachsen und reifen. Der erste große Reifungsprozess ist mit ca. drei Jahren abgeschlossen: Das Kind kann sprechen, laufen, seine Ausscheidungen kontrollieren. Auf dem Weg dorthin müssen alle von außen auf den Menschen einwirkende Faktoren (Bakterien, Viren, Gifte, Fremdeiweiße, klimatische Einflüsse, Strahlungsenergien u. s.w.) langsam verschiedene (Abwehr-)Schranken passieren, um schließlich verarbeitet zu werden. Jeder Gegenstand wird vom Säugling in den Mund gesteckt, mit den Schleimhäuten und der Haut erfühlt, kennen gelernt, bewertet, verarbeitet und so integriert oder abgewehrt. Jetzt werden dem kleinen drei Monate alten wehrlosen Kinde in einer Sitzung bis zu sechs

---

1 Siehe hierzu die entsprechenden Kapitel in meinem Buch „Gesund überleben“ (20)

Impfungen *gleichzeitig* mit ihren gefährlichen Erregern, Konservierungsstoffen und Fremdeiweißen in den Muskel gespritzt, d.h. es werden *alle ersten Verteidigungslinien* – Haut, Schleimhäute, erste Entgiftungslymphbahnen, erste Lymphknoten als Filter- und Abwehrstationen – gezielt *übersprungen*.

Kein lebendes System kann ein solches Vorgehen ohne Schäden überstehen!!

Durch eine Fünf- oder Sechsfach-Simultanimpfung werden die verbliebenen Abwehrkräfte über alle Maßen auf die Probe gestellt. Substanzen werden inokuliert, die den Effekt einer Zeitbombe haben. Eine in den Körper eingespritzte Flüssigkeit soll keine Nebenwirkung haben, aber in der Lage sein, gleichzeitig Schutz gegen fünf bis sechs Krankheiten zu liefern – ein Unikum in der Medizin!

Zur Zeit wird versucht, auch Impfstoffe gegen harmlose Krankheiten (z.B. Windpocken) herzustellen und zu verbreiten, wobei man von neuen Waffen zur Ausrottung einer der unzähligen (nicht existenten) Heimsuchungen spricht – ein weiterer kommender Grund für mögliche zunehmende Hirnleistungs-, Konzentrations-, Gefühls- und Verhaltensstörungen unserer Kinder!

Die Absurdität manch weiterer, völlig unbestrittener schulmedizinischer Sicht- und Handlungsweise soll am Beispiel der *üblichen Handhabung von Infekten* erläutert werden und zu tiefer gehendem Nachdenken animieren:

Sekret-, Schleimbildung und Husten werden im Falle eines grippalen Infektes mit Sprays, wohlschmeckenden Säftchen und Tropfen unterdrückt, damit „der Erreger ja nicht wieder aus dem Organismus hinausgeworfen wird". Jegliches Fieber wird gesenkt, damit „der Feind ja nicht verkocht wird", und als krönender Abschluss wird in der Regel stets ein Antibiotikum verabreicht, auch wenn allseits bekannt ist, dass ca. 95 % aller Infektionen auf eine Virusattacke zurückzuführen sind. Viren „fressen“ bekanntermaßen kein Antibiotikum. Hingegen wird eine große Zahl der Schleimhaut- und Darmbakterien in der ersten Verteidigungslinie vernichtet, und diese sind es vor allem, welche die Immunabwehrvorgänge (Schleim- und Antikörperproduktion) unterhalten. Reagieren zusätzlich die (schwachen) Mandeln mehrmals heftig mit starker Gegenwehr und entzünden sie sich, so werden sie kurzerhand chirurgisch entfernt. Dieses Vorgehen ist gleichzusetzen mit einem Autofahrer, bei dessen Wagen ständig das Öllämpchen aufleuchtet und Gefahr signalisiert. Genervt geht er hin und reißt das Lämpchen heraus. Ohne Störenfriede kann er nun seine Fahrt in Ruhe fortsetzen…!

– Und – was macht unser Virus?

Er ist über eine solche Idiotie seines Gegners sicherlich überrascht, besinnt sich aber rasch und erstürmt mit fliegenden Fahnen tiefere Schichten unseres Organismus…

Ein solches Vorgehen ist in der Schulmedizin tagtäglich wiederholt beobachtbar und, den Gesetzen der Schulmedizin folgend, scheinbar völlig legitim und indiskutabel! Und die Wissenschaftler wundern sich, warum die chronischen Erkrankungen in so enormem Umfang zunehmen…?!

Schon in den ersten Semestern meines Medizinstudiums hinterfragte ich solche Vorgehensweisen der Schulmedizin, in der nicht über den Tellerrand hinausgeschaut wird und alle Probleme nur lokal begrenzt, d.h. rein symptomatisch, angegangen werden. Auf das rein schulmedizinische Denken ließ ich mich nicht ein und suchte zum Glück frühzeitig nach Ergänzungen und Alternativen. Wie glücklich bin ich heute in meinen täglichen Arbeiten in der Praxis angesichts der phänomenal erweiterten Diagnostik und der enormen Erfolge, die verschiedene Naturheilkundeverfahren, hier allen voran die Traditionelle Chinesische Medizin und die Homöopathie, insbesondere in der Therapie der chronischen Erkrankungen, in idealer Ergänzung zur Schulmedizin, zu leisten im Stande sind!

Man kann zusammenfassend feststellen, dass die Impfungen bei nahezu allen Erkrankungen, die sie eigentlich verhindern sollen, einen nicht unwesentlichen Anteil für die Krankheitsentstehung leisten. Daneben schwächen sie immer die Abwehrleistungen und sind bei allen „modernen“ Krankheiten wie Neurodermitis, Asthma bronchiale, Heuschnupfen etc. in hohem Maße an der Krankheitsursache beteiligt.

5.19 Systematische Untersuchungen möglicher Leitbahnblockaden durch Impfungen und Impfstoffzusätze lassen nur eine kritische Meinung zu

Zum Abschluss möchte ich meine systematische Untersuchung wiedergeben, auf die sich – neben meiner gesamten klinischen Erfahrung – die oben formulierten Aussagen im Wesentlichen stützen:

Wie beschrieben, stellen die Akupunkturmeridiane unsere Steuerungs- und Regulierungsebene schlechthin dar. Alle Funktionen und Vorgänge in unserem Körper laufen nur ab, wenn sie von dieser Ebene aus kontrolliert und koordiniert werden. Morphologisch (körperlich) fassbare Schädigungen und Krankheiten entstehen dann, wenn die in diesen Computerkabeln fließenden Signale (das „qi“) durch die dargestellten Blockaden unterbrochen werden und diese Unterbrechung nur lange genug einwirken kann. Da ich bei *allen* untersuchten Krankheiten die Impfungen als Blockaden nachweisen konnte, wollte ich mit einer systematischen Untersuchung den Grad und quasi eine Rangliste der Heftigkeit der Unterbrechung durch die verschiedenen Impfungen eruieren. Hier die Ergebnisse von 1000 untersuchten Patienten mit den unterschiedlichsten Krankheiten (von A bis Z), wie etwa vom Asthma bronchiale über sämtliche Allergien, Autoimmunerkrankungen, Blutkrankheiten, Colitis ulcera, Epilepsie, Hyperkinetischem Syndrom sowie Krebspatienten, Patienten mit Legasthenie und Lernschwierigkeiten, Lähmungen, Migräne, Multipler Sklerose und Neurodermitis, über psychische Erkrankungen, Patienten mit Sexual- und Fruchtbarkeitsstörungen bis hin zu Venenerkrankungen und Zwangsverhalten und vieles mehr.

Tabelle 5 gibt detaillierten Aufschluss über die Gefährlichkeit der Impfungen.

Impfung	Häufigkeit des Nachweises in % (bei Geimpften)	Hauptblockade der Leitbahnen in %	
Polio	**100**	3-Erwärmer:	83
		Blase:	74
		Dickdarm:	68
		Gallenblase:	47
		Herz-Kreislauf:	36
		Dünndarm:	22
Diphtherie	**48**	Blase:	87
		Dickdarm:	67
		Niere:	58
		Lunge:	57
		Gallenblase:	26
		Dünndarm:	18
		3-Erwärmer:	17
Tetanus	**100**	Gallenblase:	73
		Milz-Pankreas:	67
		3-Erwärmer:	64
		Blase:	29
		Dickdarm:	22
		Dünndarm:	16
Pertussis	**45**	Blase:	73
		Lunge:	71
		Dickdarm:	68
		Leber:	28
		Magen:	16
		Niere:	15
		3-Erwärmer:	12
		Dünndarm:	12
		Herz:	3

Impfung	Häufigkeit des Nachweises in % (bei Geimpften)	Hauptblockade der Leitbahnen in %	
Masern	**57**	3-Erwärmer:	87
		Dickdarm:	77
		Blase:	32
		Leber:	16
		Herz:	4
		Dünndarm:	2
Mumps	**62**	Milz-Pankreas:	80
		3-Erwärmer:	78
		Dickdarm:	66
		Leber:	60
		Blase:	55
		Kreislauf:	36
		Herz:	20
		Dünndarm:	16
		Niere:	11
Röteln	**76**	Dickdarm:	85
		Herz:	57
		Milz-Pankreas:	52
		Dünndarm:	48
		3-Erwärmer:	46
		Blase:	28
		Gallenblase:	17
		Kreislauf:	15
HIB	**80**	Blase:	87
		Dickdarm:	60
		Lunge:	55
		Dünndarm:	28
		3-Erwärmer:	26
		Magen:	21
		Niere:	13
		Herz:	6
Hepatitis B	**46**	Leber:	90
		Milz-Pankreas:	74
		Gallenblase:	57
		Dünndarm:	48
		Magen:	19
		3-Erwärmer:	18
		Dickdarm:	17
		Kreislauf:	17

Impfung	Häufigkeit des Nachweises in % (bei Geimpften)	Hauptblockade der Leitbahnen in %	
FSME	**93**	3-Erwärmer:	90
		Blase:	86
		Kreislauf:	64
		Gallenblase:	49
		Herz:	36
		Leber:	29
		Dickdarm:	18
Passive Immunisierung			
Tetanus passiv	**100**	in etwa wie „Tetanus aktiv"	
Immunglobuline (Y-Globuline)	**86**	Gallenblase:	68
		3-Erwärmer:	57
		Niere:	50
		Kreislauf:	35
		Dickdarm:	16
		Dünndarm:	15

Tab. 5: Häufigkeit und Ausmaß der Leitbahnschäden bei geimpften Personen mit chronischen Erkrankungen

Erläuterungen:

- In der Tabelle sind in der linken Spalte die Standardimpfungen aufgezählt.
  (Anmerkungen zu den *passiven Impfungen*: Hier werden, wie in der Einleitung erwähnt, aufbereitete Antikörper eingespritzt; *Tetanus passiv* wird nach einer Verletzung verabreicht, wenn, aus schulmedizinischer Sicht, kein ausreichender Impfschutz vorhanden ist, z.B., wenn die letzte aktive Schutzimpfung gegen Tetanus schon länger als 5 bis 10 Jahre zurückliegt.
  Immunglobuline werden aus einem großen Pool von Spendern gewonnen und werden gerne als unspezifische Prophylaxe vor Reisen oder zur Verbesserung des Immunsystems bei Infektanfälligkeit verabreicht).
- Die mittlere Spalte gibt an, bei wie vielen Prozent der 1000

systematisch untersuchten Patienten, die mit der entsprechenden Impfung geimpft waren, Leitbahnblockaden durch diese Impfungen gefunden wurden.
- Die rechte Spalte zählt die beeinträchtigten Leitbahnen auf, geordnet nach der Häufigkeit ihrer Beeinträchtigungen.

Die Tabelle ist demzufolge folgendermaßen zu lesen: Die Polioimpfung beispielsweise wird bei **allen** untersuchten mit dem Polioimpfstoff geimpften Patienten als Leitbahnblockaden nachgewiesen, also bei 100 Prozent! Hiervon sind in 83 % der Fälle der „Dreifache Erwärmer", in 68 % die „Blasen-Leitbahn", in 47 % die „Gallenblasen-Leitbahn", in 36 % der „Herz-Kreislauf-Meridian" und in 22 % der „Dünndarm-Meridian" in seiner Funktion als übergeordnete Instanz der Steuerung bestimmter Bereiche und Funktionen betroffen.

5.20 Hauptfunktionen der Meridiane in der TCM

Im Folgenden sollen in Kurzfassung die Hauptfunktionen der einzelnen Meridiane, wie sie in der TCM beschrieben werden, wiedergegeben werden:

- **Lungen-/Dickdarm-Meridian**:
  Steuerung der Abwehrenergie, Steuerung sämtlicher Funktionen der Haut und Schleimhäute sowie die Entgiftung des Darmes, sämtliche Funktionen der Lunge und der oberen Luftwege, die Steuerung der Atmung und des Rhythmus. Eine Blockade dieser Leitbahn kann daneben zu einer Beeinträchtigung und Schwächung von Schulter-, Ellbogen- oder Handgelenk verursachen. Auf psychischer Ebene kann eine Blockade dieser Leitbahn zu vermehrten Ängsten, Trauer oder Depression führen.

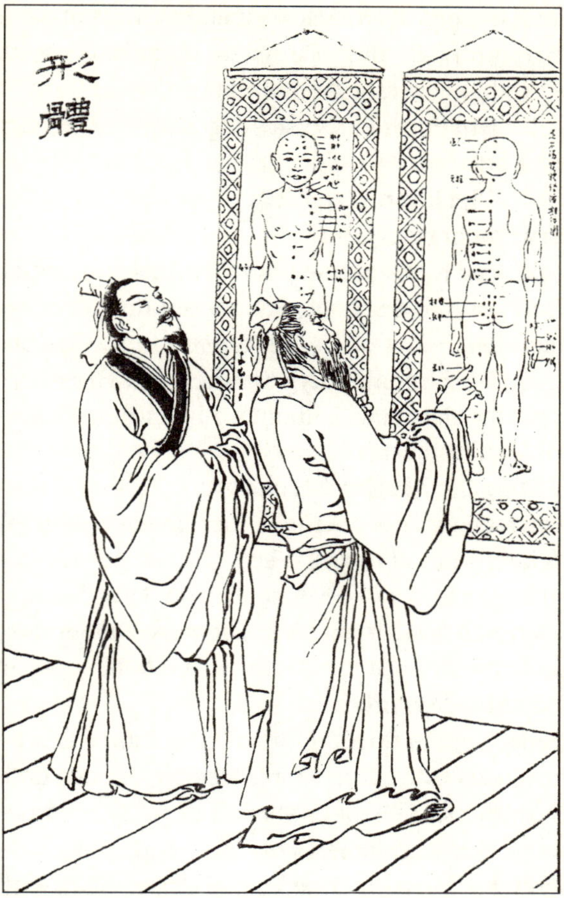

Abb. 5.2: Zwei chinesische Ärzte erörtern Körperstellen, wo mittels Akupunktur auf Krankheiten Einfluss genommen werden kann

- **Herz-/Dünndarm-Meridian**:
  Steuerung der Herzfunktionen und des Dünndarmes; zuständig für die Entwicklung eines gesunden Schlafes, Stabilisierung des Hormonsystems, v. a. der Schilddrüsenfunktion. Handgelenk-, Ellbogen- und der hintere Schulter-/Na-

cken-/Halsbereich sowie Bereiche des Ohres und bestimmte Gehirnareale (z.B. das „Kreislauf-Zentrum“) werden von dieser Leitbahn versorgt. Steuerung der Aktivität und des richtigen Denkens, der Geistesgegenwärtigkeit, der Freude und des Lachens.

- **Kreislauf-Meridian/Dreifacher Erwärmer** (oder auch **Drei Wärmebereiche**):
  Steuerung des Kreislaufes, des Blutdruckes, sämtlicher hormoneller Vorgänge und der Sexualfunktion, der vegetativen und nervalen Funktionen der Organe und Gewebe (Sympathikus, Parasympathikus). Bereich des Brustkorbes über die Achselhöhlen zum Ellbogen bis zu den Handinnenflächen (Karpaltunnel).
- **Milz-Pankreas/Magen-Meridian**:
  Steuerungsebene der „Mitte“, der Instanz von Trennung von „Klarem und Trübem“, sowohl auf geistig-emotional-seelischer als auch körperlichen Ebene (Verdauung, Entgiftung). Bereich Knie innen, Unterschenkel innen bis hin zum Innenknöchel als Hauptbereich der Gelenkversorgung.
- **Leber-/Galle-Meridian**:
  Steuerung der Entgiftung über das Leber-Galle-System, Steuerung des Bewegungsapparates, des Tonus und der Stabilität sämtlicher Gelenke, Muskulatur, Sehnen und Bänder. Steuerung der weiblichen Periode. Außenknöchel-, Knie-, Hüftbereich, Leisten, Flanken, Brüste, Halswirbelsäule, Halsbereich seitlich und Schädel seitlich. Aggressivität, Ärger und Zorn sind auf psychischer Ebene diesem Meridianpaar zugeordnet.
- **Nieren-/Blasen-Meridian**:
  (siehe auch Beschreibung Ziff. 5.5). Sämtliche Belange der Nieren, Blase und des Unterleibes; Ausscheidung und Entgiftung, Wasserhaushalt; Potenz und Fruchtbarkeit; innere Wärme, Stoffwechsel; Gewebe und Skelett-/Kreuz-Knochen-/Zähne-Stabilität. Gehirn, Hirnnerven, Hirnstamm, Rü-

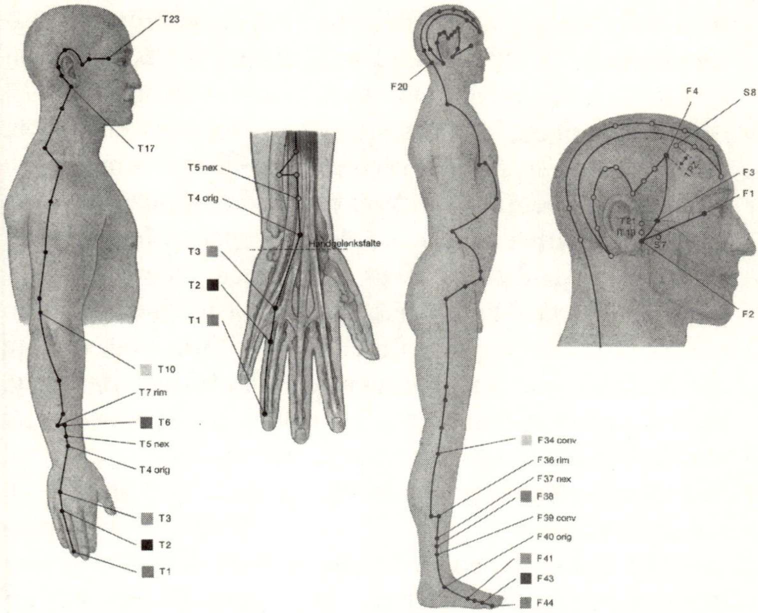

Abb. 5.3 a und 5.3 b: Die Meridiane „Dreifach Erwärmer" und „Gallenblase": Abbildung des Verlaufes dieser zwei wichtigen Leitbahnen, bei denen die Weiterleitung von Informationen nicht nur funktionell, sondern insbesonders auch mechanisch durch das Impfstoffdepot blockiert wird (aus dem dtv-Atlas zur Akupunktur, S. 188 und S. 200; mit freundlicher Genehmigung).

ckenmark und Nerven. Gedächtnisleistung, Wille und Angst.

Hier nochmals die Zusammenfassung, Erkenntnisse und Ableitungen dieser Untersuchung:

- Bei *allen chronischen Erkrankungen* sind die Impfungen als *Leitbahnstörungen* zu testen.
- Am *häufigsten* (über zwei Drittel der untersuchten geimpften Patienten) führen die **Polio- und Tetanus-Impfungen**

(in 100 Prozent!) sowie **FSME-, HIB- und Röteln-Impfungen** nebst den **passiven Impfungen** wie „Tetanus passiv“ und „Immunglobuline“ zu *Leitbahnblockaden.*

- Bei allen Impfungen finden sich Blockaden der Leitbahnen, die *Gehirn-, Nerven- und vegetativ-hormonelle Funktionen* steuern und koordinieren. Von besonderer klinischer Relevanz sind hierbei Störungen der folgender Meridiane zu sehen: Kreislauf-/Dreifacher Erwärmer, Nieren-Blasen-Meridian, Herz-/Dünndarm-Meridian. Am gefährlichsten erwies sich hierbei wiederum die **Polio-Impfung**, sodann die **FSME-** und die **Masern-Mumps-Röteln-Impfung**. Dies deckt sich mit deren Affinität zum Nervensystem, welche in den Impferregern natürlicherweise gegeben ist. Bei allen Krankheiten des Nervensystems sind diese Impfungen mitbeteiligt!
- Die **Polio- und Tetanus-Impfung** können zudem *immer* getestet werden. Die anderen Impfungen finden sich als Blockaden bevorzugt nur bei den Individuen, die in dem entsprechenden Bereich erbtoxisch vorbelastet und somit vorgeschwächt sind, wobei die Häufigkeit der Schäden der Impfungen im Vergleich zur prozentualen Verteilung der entsprechenden Erbgiftbelastung in der Bevölkerung erhöht ist. Wiederholt ausgedrückt: Über eine Polio- oder Tetanus-Impfung werden in jedem Fall mehr oder minder starke Leitbahnblockierungen gesetzt!
- Die **Diphtherie-, Pertussis- und HIB-Impfung**, aber auch die **Polio-Impfung** haben ein großes Potential, die Entgiftungswege (Lymphbahnen im HNO- und Darmlymphatikumsbereich) zu belasten und zu *„verstopfen“*. Dadurch sind sie, neben der Giftbelastung wie etwa durch Quecksilber aus Amalgalfüllungen, nicht unerheblich am Zustandekommen von Allergien, Infektanfälligkeit usw. beteiligt.
- Die **Tetanus- und Hepatitis-Impfung** imponieren vor allem durch ihre (nicht unerhebliche) Belastung der Entgif-

tungsleistung der „Mitte“. Leberinfektionen mit diversen Viren beispielsweise oder allgemeine Entgiftungsschwächen dieses Organs mit Konsequenzen für den gesamten Organismus können die Folge sein.

Ich bin mir sicher, dass an dieser Stelle der „eingefleischte“ Schulmediziner, der sich im Normalfall noch nie mit Chinesischer Medizin mit ihrer phänomenalen Leitbahn-Theorie als übergeordneter Regulierungsebene oder mit den bioenergetischen Diagnoseverfahren sowie weiteren bewährten naturheilkundlichen Therapieverfahren auseinandergesetzt hat, diese Ausführungen strikt als völlig unwissenschaftlich und nicht brauchbar abschmettern wird. Nur wird er zunehmend weniger seine Augen verschließen können vor den Erfolgen bei der Heilung der chronischen Erkrankungen, die nur möglich geworden sind unter Einbeziehung des Wissens um die Zusammenhänge einer übergeordneten Steuerungsebene aller Lebewesen, ihrer möglichen Blockaden und deren erfolgreicher Elimination! Gerade bei der Behandlung von Neurodermitis oder weiteren vielen Allergien sowie bei vielen anderen chronischen Erkrankungen konnte ich in der Vergangenheit mittels dieser Sichtweise und Vorgehensweise nicht mehr wegdiskutierbare Therapieerfolge erzielen. Und sie scheinen, Tag für Tag, mit der zunehmenden Erkenntnis dieser Zusammenhänge, mehr und mehr zu werden…

Daher der Aufruf und die Ermunterung es mir gleichzutun!

6 Zusammenfassung, Schlussfolgerung und Alternativen:

Die Behauptungen,[1]

- **„Impfungen** haben die **großen Seuchen** der Vergangenheit zurückgedrängt", sind leicht zu widerlegen: *Allein besserer hygienischer Standard, Wohnort und Ernährungssituation* mit daraus folgender besserer Abwehrleistung sind die Gründe hierfür. Dies ist überall auf der Welt, wo geimpft und nicht geimpft wird, abzulesen.
- **„Impfungen** schützen die Kinder", konnte durch zahlreiche Beobachtungen und Beweise widerlegt werden. Es stellte sich heraus, dass im Gegenteil die Erkrankungshäufigkeit *nach Massenimpfaktionen* um ein *Vielfaches angestiegen* sind und *die Krankheiten* bei den Geimpften viel *schwerwiegender* verlaufen. Finden sich zwar nach der Impfung „ausreichend viele" Antikörper im Blut des Impflings, so sind die Regulationsmechanismen, die aufgrund von Erbgiften geschwächt sind, niemals in der Lage, die Impfungen vollständig zu bearbeiten und einen „Vollschutz" zu erzeugen.
- **„Impfungen** sind **natürlich"**, weil sie die Infektion abgeschwächt nachahmen und damit zu einem Abwehrschutz beitragen, können bei der Betrachtung der immunologischen Gegebenheiten nicht gelten, *weil nicht der Erreger, sondern das Milieu das Entscheidende am Krankheitsmechanismus* ist. Impfungen greifen stets in unnatürlicher Weise in die Reifungsprozesse der Kinder ein, hintergehen die Abwehrbarrieren, bringen viele unerwünschte Fremd-

---

[1] Wieder in Anlehnung an (13)

substanzen mit ein, lassen in keiner Weise individuelle Besonderheiten zu und bieten nie (wenn überhaupt) *den* gleichen Schutz wie das Durchmachen der *echten* Krankheiten.

- **„Impfungen** sind **gut verträglich und nebenwirkungsarm“**, erscheint angesichts der *Fallzahlen über Impfschäden, Zunahme der modernen Erkrankungen* (die sich die Schulmedizin nicht erklären kann) *und des Gesamtgesundheitszustands unserer Kinder* gleichsam als Hohn. Von keiner anderen Zeit ist bekannt, dass schon Kinder so häufig krank waren.
  Subjektive Angaben werden stets missachtet und aufgrund des (schlechten) Kenntnisstandes der Wissenschaft abgeleugnet.

Stattdessen muss gelten:

- **Impfungen** sind **bei allen chronischen Erkrankungen** als **Blockaden der Akupunktur-Leitbahnen**, unseres übergeordneten Regulations- und Steuerungssystems, zu finden. Eine pathologische Schwingung und damit krankhafte Störfrequenz bleibt mit Sicherheit bei jeder Impfung im menschlichen Organismus liegen!
- **Impfungen** sind somit mit Sicherheit **an der Entstehung neuer Seuchen** (Allergien, Immunschwäche, Nervenerkrankungen wie Hyperkinetisches Syndrom oder Multiple Sklerose und vieles mehr) beteiligt, eine Tatsache, die jeder Arzt nach Erlernen und erfolgreicher Anwendung „neuer“ diagnostischer Instrumente wie etwa Kinesiologie, Elektroakupunktur, Zungen- und Pulsdiagnose, homöopathischer Anamnese, sowie durch Erweiterung seiner diagnostischen und therapeutischen Möglichkeiten durch Traditionelle Chinesische Medizin, Akupunktur und Homöopathie leicht selbst erfahren kann. Er wird ebenso von den Ergebnissen

„erdrückt“ werden, so dass er eine Impfempfehlung, wie sie derzeit gegeben wird, nicht mehr mit seiner Ethik vereinbaren kann.

- **Impfungen** sind **ein riesiges Geschäft** – *„Ein Geschäft mit der Angst“* –, wie Dr. Buchwalds Buchtitel lautet.
- Krankhafte **Folgereaktionen**, die aufgrund der Einäugigkeit der Schulmedizin nicht erkannt werden, steigen ins Astronomische.
- **Impfungen** sind demzufolge ein Rückschritt und **sozial zweifelhaft,** weil sie an der Entstehung neuer Krankheiten beteiligt sind und neuen Krankheitsentwicklungen Vorschub leisten.
- **Impfungen** sind (fraglicher) **Exklusivschutz für die seltensten Erkrankungen** unseres heutigen Krankheitsspektrums, das sich entsprechend zum Ungünstigen hin verändert.
- Je mehr man sich informiert, desto **absurder** erscheinen die derzeitig geltenden **Impfempfehlungen**!

Wiederholt und hervorgehoben werden sollen die Gefahren der Impfungen:

- *Einbringung* von *lebenden Zeitbomben, Toxinen und Fremdstoffen.*
- *Hintergehung* von *sämtlichen Abwehrbarrieren des Immunsystems.*
- *Blockierung wichtiger Akupunkturmeridiane und somit Störung unserer wichtigen übergeordneten Steuerungsebene.*
- *Stören und Eingreifen in die Reifungs- und Steuerungsprozesse vor allem des Gehirns und der Nerven.*

Nie und nimmer kann ein junger Organismus in dieser Entwicklungsphase derartige „Fremdstoffe“ nach Überspringen sämtlicher Abwehrlinien ohne Schaden verarbeiten. Die Impfung ist damit kein Immuntraining, sondern gleichzusetzen mit Ansteckung, was dem Impfling die chronische Phase der Krankheit mit allen ihren Komplikationsmöglichkeiten beschert.

- *Kinder*, die aufgrund kranker Vorfahren *mit Erbtoxinen vorbelastet* sind, *vermögen die Impfung nicht adäquat zu bearbeiten, zu integrieren und immunologisch zu verwerten.* Dadurch ist ein *Liegenbleiben* des unvollständig immunologisch bearbeiteten *Impfstoffes* in den Lymphgefäßen und Entgiftungsorganen mit Rückstau in die geschwächten Organsysteme möglich und somit die Gefahr einer echten Infektion um ein Vielfaches größer durch Resonanzeffekte („Vorbahnung", „Vorreiter").

Die *alleinige wirksame Vorsorge* kann unseres Erachtens nur darin bestehen,

- die *Reifungsprozesse* des kleinen Menschen langsam *zu unterstützen,*
- die *natürlichen Abwehrleistungen* auf *keinen Fall zu unterdrücken*, sondern mild zu fördern. Das bedeutet, dem Säugling viel Ruhe, viel Hautkontakt, viel Nestwärme zu geben, ausreichend langes Stillen (bis zu 6 Monaten), Fieber (bis 40°) nie frühzeitig unterdrücken. Das Fieber ist für eine effektive Krankheitsüberwindung (Immunerfahrung, Abwehrfähigkeit) wichtig,
- *Krankheiten nie* von außen zu behandeln und sie so zu *unterdrücken*; die *Lösung von innen nach außen* über Regulationstherapien zu unterstützen,
- *jegliche Arzneitherapie* bei den Kindern in den ersten Jahren zu *vermeiden* (ausgenommen selbstverständlich bei jeder lebensbedrohlichen Erkrankung),
- sich *aktiv* um Alternativen, die den *Stoffwechsel auf natürliche Weise fördern,* zu bemühen:Vollwerternährung und Nahrungsergänzung (Vitamine) sind hier zu nennen.

- *Kinder*, bei denen oder bei deren Geschwistern man *Erbtoxine* testen oder homöopathisch herausarbeiten kann (z. B. „Tuberkulinum", „Psora" und „Sykose"), unbedingt *vor den Impfungen* zu *bewahren*. Unbedingt diese Erbgifte ausleiten lassen!
- *Impfthemen immer vor Geburt des Kindes zu bearbeiten,* sonst leicht Überrumpelungsgefahr!
- *nie eine Mehrfachimpfung* durchführen zu zu lassen.
  Es leuchtet wahrscheinlich jedem ein, dass ein unreifer Säugling im Alter von drei Monaten unmöglich gleichzeitig 4–6 Impfungen verkraften kann. In der Natur kommt niemals ein gleichzeitiges Auftreten dieser Krankheiten vor.
- *das Risiko abzuschätzen!*

- **Sollten Sie sich trotzdem zu einer Impfung entschließen:**

– *Immer nur in absolut bestem Gesundheitszustand* (nicht während der Zahnungszeit, nicht während der infektreichen Zeit des Herbstes und Winters) *impfen!*
– *Nie bei dem leisesten Verdacht einer zerebralen Störung impfen*! Hinweise dafür sind Blutungen oder Komplikationen während der Schwangerschaft, Lageanomalien (z. B. Steißlage), Nabelschnurkomplikationen, orthopädische Störungen wie Fußfehlstellungen, Hüftdysplasie, Skoliose, vermehrter Speichelfluss, Dreimonatskoliken, Verstopfung, Schlaffheit, Schiefhals und Entwicklungsstörungen und -verzögerungen sowie bei familiärem Vorkommen von Nerven- und Gemütsleiden.
– *Stets sämtliche weiteren Kontraindikationen beachten!* Das strikte Befolgen des von der Ständigen Impfkommission (STIKO) empfohlenen Impfkalenders ohne Beachtung der diskutierten Gegenanzeigen wäre leichtsinnig und ethisch nicht vertretbar!

- *Nach Impfung jeglichen Kontakt zu anderen Kindern* wegen der Möglichkeit der Impfansteckung *vermeiden!*
- *Zwischen den Impfungen ausreichend lange Pausen* (mindestens 6 Wochen) *einhalten!*
- Immer *naturheilkundlich auf die Impfung vorbereiten* und adäquat *nachbehandeln* lassen.
- Möglichst erst *nach Abschluss der großen Gehirnreife* mit drei Jahren *impfen* lassen.
- *Keine Nachimpfungen nach deutlichen Impfreaktionen!* Vorsicht vor allem auch dann, wenn bei den Geschwistern Reaktionen oder Probleme bereits aufgetreten sind!

Ein stabiles Fördern der Regulations- und Reifungsprozesse und das Bearbeiten von erkannten Schwachstellen machen eine Impfung in unseren Augen überflüssig.

Der wirkliche Schutz liegt im Organismus selbst. Ein **gesundes System kann** bei einer „Bedrohung von außen" sofort die Selbstheilungskräfte mobilisieren und **sich** so **schützen**, was die Natur dadurch bewiesen hat, dass das Menschengeschlecht schon zwei Millionen Jahre alt geworden ist (ohne Impfung!).

Ein Schutz muss logischerweise dort ansetzen, wo auch die Ursache der Krankheit liegt. Der Krankheitsprozess wird zwar von Erregern (Viren, Bakterien) getragen, aber eine etwaige Anfälligkeit liegt in uns selbst. **Daher müssen primär die Regulations- und Abwehrmechanismen angeregt, gefördert, gestützt und behandelt werden**. Jeder Eindringling verschwindet dann von selbst!

Wer immer noch zweifelt, für den gibt es darüber hinaus immer noch die Möglichkeit einer homöopathischen Impfung[1], welche sehr sanft und sehr wirkungsvoll ist und die Ihr

---

[1] Näheres dazu bei Ravi Roy (15)

naturheilkundlich arbeitender Arzt *nach Elimination* der immunologischen Schwachpunkte durchführen kann.

Abschließend kann ich meinen (schwer erarbeiteten) Standpunkt wiedergeben und möchte zu weiteren Diskussionen anregen:

> **Impfen nützt nicht,**
> **impfen schützt vielfach nicht,**
> **impfen schadet oft!**

und schließe mich hier weitgehend der Meinung Dr. Buchwalds an. Unsere Kinder sind durch die Umweltbelastungen bereits in höchstem Maße gefährdet.

Bitte bringen Sie sie nicht noch weiter in Gefahr!

Bitte glauben Sie nie, dass der Stempel im gelben Impfheft Ihr Kind schützt!

Nehmen Sie Ihre Gesundheit und die Ihrer Kinder selbst in die Hand. Lassen Sie bei sich und Ihren Kindern frühzeitig eine homöopathische Konstitutionstherapie durchführen. Sie werden es Ihnen ein Leben lang danken!!!

Heute gibt es mit Sicherheit keine Notsituation, die eine Impfempfehlung, wie sie heute gilt, rechtfertigen könnte. Aber es gibt eindeutige Beweise dafür, dass Impfstoffe gefährlich sind.

Zum Schluss möchte ich nochmals ausdrücklich darauf hinweisen, dass es sich bei den letzten Ausführungen um *meine eigene Meinung* (und die vieler ähnlich arbeitender Kollegen) handelt, die sich nach langer und reichlicher Erfahrung mit der naturheilkundlichen Diagnose, Therapie und Heilung vieler Tausender von Patienten und Kindern herausgebildet hat.

Es handelt sich nicht um die gängige *schulmedizinische Meinung* und *schulmedizinisch übliches Handeln*.

Dieses Buch ist selbstverständlich kein Aufruf, Ihre Kinder nicht zu schützen! Es soll nicht gegen Impfungen aufwiegeln! Wir sind nur zu der Überzeugung gekommen, dass es andere, bessere, sanftere und natürlichere Wege gibt, unsere Kinder optimal vor gefährlichen Krankheiten zu bewahren.

Die kürzlich öffentlich gehörte Meinung eines Professors für Kinderheilkunde auf die Frage, warum denn die Allergien so enorm zunehmen: „Dadurch dass wir so viel und so früh impfen und wir die Infekte so konsequent behandeln, hat

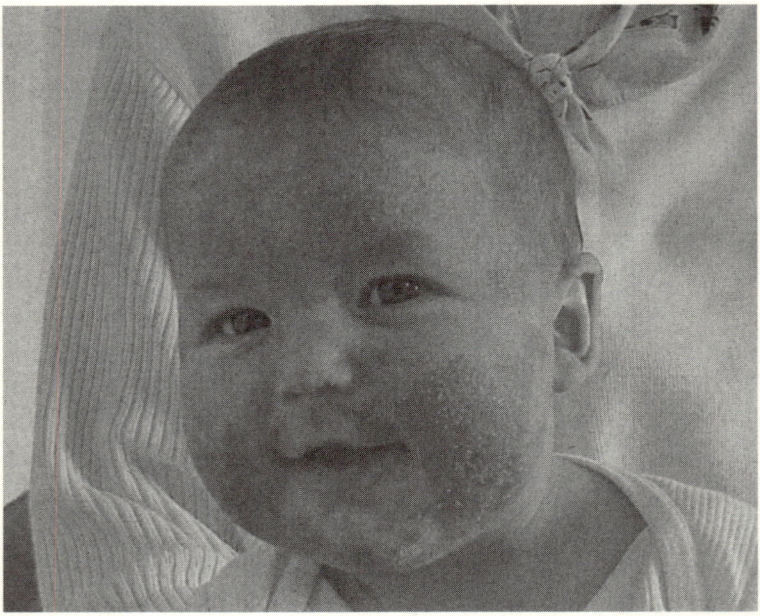

Abb. 6.1: Schwerer Fall von Neurodermitis bei einem Säugling, in den letzten Jahren immer häufiger zu beobachten!

unser Immunsystem so wenig zu tun, dass es sich in der Abwehr der Allergene übt…“, mutet angesichts des Ernstes der Situation gleichsam als Hohn an!

Das Buch soll zu weiteren kritischen Diskussionen und zum Appell beitragen, weitere dringend benötigte wissenschaftliche Untersuchungen zu den Impfungen und zur Impfproblematik zu unternehmen angesichts der immer mehr zunehmenden chronischen Erkrankungen.

Meine Aussagen wurden mit bestem Wissen und Gewissen, immer im Hinblick auf das Wohl unserer Patienten, gemacht.

Wenn sich in den nächsten Jahren nichts ändert, werden wir in fünf bis zehn Jahren kein gesundes, allergiefreies Kind mehr in unserem Land finden…

7 Bibliographie und weiterführende Literatur

Für Ärzte und wissenschaftlich interessierte Laien:

1. Siegenthaler W.: *Lehrbuch der Inneren Medizin.* Thieme, Stuttgart, 1998
2. Keller/Wiskott: *Lehrbuch der Kinderheilkunde.* Thieme, Stuttgart, 1998
3. Brandis H., Otte H. J.: *Lehrbuch der Medizinischen Mikrobiologie.* Gustav Fischer, Stuttgart–New York, 1994
4. Bösel B., Hartung K.: *Praktikum des Infektions- und Impfschutzes.* Hildegard Hoffmann, Berlin, 1996
5. Dr. G. Rasch, Dr. I. Schönberg, Robert Koch-Institut, Berlin: *Tetanus in Deutschland – Ergebnisse der Einzelfallerfassung seit 1995*: im Bundesgesundheitsblatt 2/98

Allgemeine Empfehlungen zu Impfungen – Alternativen:

6. Buchwald G.: *Impfen – Das Geschäft mit der Angst.* EMU, Lahnstein, 1995
7. Grätz J. F.: *Sind Impfungen* sinnvoll? Hirthammer, 1999, 6. Auflage
8. Delarue S.: *Impfschutz, Irrtum oder Lüge.* Hirthammer, 1998, 3. Auflage
9. Coulter H. C.: *Impfungen – der Großangriff auf Gehirn und Seele.* Hirthammer, 2000, 4. Auflage
10. Delarue F. u. S.: *Impfungen der unglaubliche Irrtum.* Hirthammer, 1998, 7. Auflage
11. Ruesch H.: *Die Pharma-Story – Der große Schwindel.* Hirthammer, 1998, 6. Auflage
12. Schär-Manzoli M.: *Das Tabu der Impfungen.* AG STG, Schweiz, 1991

13. Graf F.: *Die Impfentscheidungen.* Selbstdruck, Lütjenburger Str. 3, 24306 Plön
14. Hahnemann S.: *Die chronischen Krankheiten.* Haug, Heidelberg, Erste Auflage 1835
15. A: Ravi R. u. Lage-Roy C.: Homöopathischer Ratgeber: *Impfschäden.* Nr. 3.
Die homöopathische Impfung. Nr. 4.
Impffolgen und ihre Behandlung. Nr. 15.
Lage u. Roy, Murnau, 1994
B: Carola und Ravi Roy: *Kranke Kinder mit Homöopathie behandeln – Schwerpunktthema: Impfungen.* Knaur, 1997
16. Carstens V. (Hrg.), Koch U.: *Impfen – im Kindes- und Erwachsenenalter – Ein kritischer Ratgeber aus homöopathischer Sicht,* Schriftenreihe Natur und Medizin, 1996
17. Cournoyer C.: *Impfschutz für Kinder? Risiken und Alternativen.* Fit fürs Leben-Verlag 1998
18. Enders N.: *Bedrohte Kindheit – Verhaltensstörungen, Impfungen, Therapieschäden – Ratschläge eines homöopathischen Arztes.* Haug, 1995
19. Evers, M.: *Alarmanlage abgestellt – Millionen Kinder wurden bei der Impfung gegen Polio mit einem Affenvirus infiziert. Jetzt steht dieser Erreger in Verdacht, Krebs auszulösen.*
Der Spiegel 8/99
20. Kneißl G.: *Gesund überleben – Der Weg aus den Krankheiten unserer Zeit – Der Weg zur Vermeidung der Krankheiten unserer Zeit*
(erscheint voraussichtlich 2001)

8 Anhang

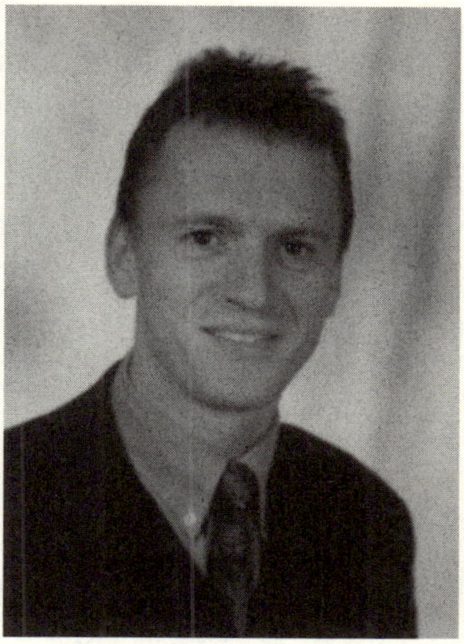

Der Autor

Dr. med. Georg Kneißl, geb. 1963

Studium und Promotion an der Ludwig-Maximilian-Universität München

Klinische Ausbildung zum Praktischen Arzt mit Innerer Medizin und Kinderheilkunde als Schwerpunkt

Seit Mitte der achtziger Jahre zunehmend profunder Kenner der Traditionellen Chinesischen Medizin

Vierteljähriger Studienaufenthalt an der Hochschule für Traditionelle Chinesische Medizin in Chengdu, Sichuan, China

Seit 1991 Dozent der SMS – Internationale Gesellschaft für chinesische Medizin

Seit 1993 niedergelassen in eigener ärztlicher Naturheilkunde-Praxis. Tätigkeitsbereich: das gesamte Spektrum der chronischen Krankheiten. Dabei sehr erfolgreiche Integration der Homöopathie sowie weiterer wichtiger Naturheilverfahren in das Gebäude der Traditionellen Chinesischen Medizin.

Wichtige Adressen:

EFI Eltern für Impfaufklärung
Angelika Kögel-Schauz (1. Vorsitzende)
Leharstraße 65½
86179 Augsburg
Tel. 0821/88 12 76, Fax 0821/8 15 35 76
e-mail: efi@augusta.de

Dieser Elternverband führt regelmäßig Impfkritiker-Konferenzen durch.

Ausblick

Ausblick auf mein künftiges Buch ***„Gesund überleben“*** (20)
Der Weg aus den Krankheiten unserer Zeit
Der Weg zur Vermeidung der Krankheiten unserer Zeit
Ein umfassender Ratgeber – Die Chance für uns und unsere Kinder

Mein umfassendes Naturheilkundebuch, das im Jahre 2001/2002 erscheinen soll, ist als Leitfaden für die Patienten gedacht, als Ratgeber für alle wichtigen Themen, die mit Gesundheit, gesund bleiben, gesund alt werden, Krankheitsvorbeugung, Wege aus den chronischen Krankheiten usw. im Rahmen der Naturheilkunde zu tun haben.

Hier einige Themen:

- Der Begriff Vollgesundheit
- Können wir gesund 100 Jahre alt werden?
- Die notwendige medizinisch-wissenschaftliche Umwälzung
- Die neue (alte) Sicht des Menschen
- Ein neuartiges Einteilungsschema und die revolutionierenden Folgerungen und Erkenntnisse daraus
- Die Struktur chronischer Krankheiten
- Belastungen durch Strahlung (Erdstrahlen, Wasseradern etc.), Gifte, Impfungen
- Die Rolle des Amalgam
- Herde und Störfelder
- Fehlernährung und falsche Lebensweise
- Vollwerternährung und gesunder Lebenswandel
- Häufige schulmedizinisch nicht oder schwer therapierbare Krankheitsbilder neu betrachtet
  - Allergien, Neurodermitis, Asthma und Heuschnupfen
  - Infektanfälligkeit und Hyperkinetisches Syndrom
  - Autoimmunerkrankungen

  - Migräne, Tinnitus und andere schwer zu beeinflussende Krankheiten, Tumore, Krebs und HIV
- Erfolgreiche Diagnose- und Behandlungskonzepte, Traditionelle Chinesische Medizin und Homöopathie als Schlüssel
- Leitfaden für ein gesundes langes Leben

Stichwortverzeichnis

Auszug aus dem Buch

H. L. Coulter

Impfungen, der Großangriff auf Gehirn und Seele

Impfprogramme – neue Krankheiten

Die lmpfprogramme nahmen 1965 einen mächtigen Aufschwung, als der lmmunization Assistance Act (die Impfgesetze) vom Kongreß verabschiedet wurde. In den darauffolgenden Jahren erweiterten mehr und mehr Bundesstaaten ihre Impfprogramme und machten sie obligatorisch.

Vier oder fünf Jahre später sahen sich die Ärzte mit einer ganz neuen Art neurologisch geschädigter Vier- oder Fünfjähriger konfrontiert. Eine 1986 durchgeführte Interviewserie der Gesundheitsbehörden ergab, daß zwischen 1969 und 1981 die Häufigkeit von »chronischen aktivitätsbehindernden Zuständen« bei den unter 17jährigen unerklärlicherweise um 44% zunahm: von 2680 pro 100 000 auf 3848 pro 100 000. Fast alle diese Fälle tauchten zwischen 1969 und 1975 auf.

Die meisten dieser »chronischen aktivitätsbehindernden Zustände« lassen sich leicht mit dem postenzephalitischen Syndrom in Verbindung bringen. »Atembeschwerden« bei Kindern stiegen um 47% an, Asthma bei Kindern um 65%, und Tod durch Asthma bei Kindern über fünf Jahren nahm ebenfalls zu. »Psychische Störungen des Nervensystems« nahmen um 80% zu, Persönlichkeits- und nichtpsychotische geistige Störungen (einschließlich Verhaltensstörungen, Drogenmißbrauch und Hyperaktivität) gar um 300% und Augen- und Ohrenkrankheiten, besonders Otitis media, um 120%. Bekanntgewordene Fälle von Hörverlust beider Ohren nahmen um 129% zu. Der Anstieg war praktisch derselbe bei Beziehern hoher und niedriger Einkommen, so daß Armut als wesentlicher Faktor ausscheidet.

Umgekehrt blieben Zustände, die keinen Zusammenhang mit Impfschäden aufweisen – Verletzungen, urogenitale Krankheiten, Kreislaufkrankheiten, infektiöse oder parasitäre Krankheiten und Deformationen – während dieser Zeit konstant oder nahmen sogar ab.

1980 hatte sich die Gesamtzahl behinderter Kinder, viele davon natürlich mit mehreren Schäden, mehr als verdoppelt. Über zwei Millionen Kinder in den USA litten unter irgendwelchen »Aktivitätsbehinderungen«, verglichen mit einer Million im Jahre 1960.

2 % der Kinder hatten also Anfang der 60er Jahre Behinderungen, 4 % 1981. An einer »schweren Schädigung« litt 1% Anfang der 60er Jahre, 2 % waren es 1981. Aber beide Zahlen sind weiterhin angestiegen: 1985 betrug die Häufigkeit aller Grade von Behinderungen über 5 % und die »schwerer Schädigungen« 3,7 %.

Heute werden jedes Jahr drei Millionen Kinder in den USA geboren. Bei 150 000 von ihnen tritt ein weniger schwerer Schaden auf, bei 110 000 ein schwerer. Jedes Jahr erreichen 250 000 dieser Kinder das Alter von 18 und werden volljährig. Abgesehen von den Leiden für ihre Familien bedeuten diese geschädigten Menschen größere Kosten für die Gesellschaft. Man muß besondere Rampen und Aufzüge für sie einrichten und eigene Lehrpläne und Lehrer zur Verfügung stellen. Das Gesetz zur Ausbildung der Behinderten (Education of the Handicapped Act), das der Kongreß 1975 verabschiedete, sieht eine Milliarde Dollar jährlich für diesen Zweck vor.

Anscheinend gilt aber für jede Störung, die mit Impfungen im Zusammenhang steht: Die Fachleute müssen sich eingestehen, daß sie die Ursache nicht kennen. »Die Gründe für den Anstieg sind im allgemeinen nicht bekannt.« Doch die Kinderärzte sind gezwungen, sich mit diesem Phänomen auseinanderzusetzen, das sie als das »neue Krankheitsbild« bezeichnen. Es besteht aus »Lernbehinderungen und schulischen Problemen, Verhaltensstörungen, Allergien, Sprechschwierigkeiten, Sehschwierigkeiten und den Problemen der Jugendlichen, sich in der Gesellschaft zurechtzufinden und sich anzupassen«. Dies alles ist »heutzutage das, was uns bei den Kindern die größten Sorgen macht«.

Der Arzt wird von allen Seiten dazu getrieben, die »neue Krankheit« als »emotional«, vielleicht auch als »angeboren« einzustufen. Denn dann können diese Schäden dem Kind selbst oder den Eltern angelastet werden. Aber der Arzt selbst ist dafür verantwortlich! Er sollte vor der eigenen Türe fegen. Impfungen sind eben ausgesprochen gefährlich, was man jedoch niemals erkannt hat oder zugeben wollte. Man hat die Impfungen durch die Bank unverantwortlich und bedenkenlos durchgeführt ohne jede Rücksicht auf Kontraindikationen.

Das Ergebnis ist die fast unendlich lange Reihe von Störungen, die in den vorangehenden Kapiteln dargestellt wurden. Und wer bezahlt den Preis für die Fehler und Fehlurteile der Ärzte?

Auszug aus dem Buch

HANS RUESCH

Die Pharma-Story – der große Schwindel

„DER GESETZGEBER“

Es ist nicht nur ein Skandal sondern auch eine Tragödie, daß man der Pharmaindustrie gestattet, den Markt mit ihren Produkten zu überschwemmen mit der Begründung, daß sie in bezug auf Wirkung und Sicherheit gründlichst an Tieren erprobt wurden; und daß die Gesundheitsbehörden, das heißt der Staat, dieser Irreführung Vorschub leistet, die nichts als ein belegter Schwindel ist. Beide Seiten wissen nämlich ganz genau, daß Tierversuche trügerisch sind und nur als Alibi dienen, als eine Rückversicherung gegen den Tag, an dem es nicht mehr möglich sein wird, die verhängnisvollen Nebenwirkungen eines Medikaments zu vertuschen. Dann können sie sagen, daß „alle erforderlichen Tests gemacht worden sind“, daß dem Gesetz Genüge getan wurde.

Worüber sie jedoch schweigen ist, daß sie selbst diese Gesetze geschaffen haben. Denn der Gesetzgeber hat, wenn es um medizinische Fragen geht, keine andere Wahl als sich dem Diktat der „Experten“ zu unterwerfen. Und wer sind diese Experten? Beauftragte des Chemo-Medizinischen Kartells, dessen Bindungen zum Gesundheitswesen so eng sind, daß sich die gemeinsamen Interessen gewöhnlich verflechten. So sind sie es denn auch, die dem geheimnisvollen und allmächtigen Wesen, das anonym als „der Gesetzgeber“ bezeichnet wird, bindende Anordnungen erteilen.

Diese Sachlage veranlaßte Dr. James D. Gallagher, den Direktor der medizinischen Forschungsabteilung der Lederle Laboratorien, USA, einmal zu erklären:

> Noch ein Grundproblem, das wir infolge der Bestimmungen und der Umstände, die zu ihnen führten, teilen, ist die unwissenschaftliche Einstellung zu Tierversuchen. Tierversuche werden aus rechtlichen, nicht aus wissenschaftlichen Gründen vorgenommen. Als Voraussage sind solche Studien für den Menschen ohne Wert – mit anderen Worten: unsere Forschung ist wahrscheinlich wertlos. *(Journal of the American Medical Association,* 14. März 1964.)

In Wahrheit sind gerade die sogenannten „Experten“, die der medizinischen Forschung Tierversuche als Prüfstein zur Pflicht gemacht haben, unter den Hauptakteuren des größten Schwindels aller Zeiten, und dies vor allem aus Gewinnsucht und zum großen Schaden der Menschheit. Erschöpfende Beweise für diese Behauptungen zu liefern, mit denen eine wachsende Anzahl von Medizinern übereinstimmt, ist der Zweck dieser Enthüllungen.

Als vornehmes Aushängeschild des amerikanischen Vivisektions-Syndikats dient die *NSMR – National Society for Medical Research* (Nationale Gesellschaft für medizinische Forschung).

Die Öffentlichkeit nimmt somit an, es handle sich um noble Mediziner, denen das Wohlergehen des amerikanischen Volkes am Herzen liegt. Nichts und niemand sagt ihr, daß die *NSMR* kurz nach dem zweiten Weltkrieg als eine Lobby für die Versuchsratten der *Charles River Breeding Laboratories* gegründet wurde, und daß ihre Mitglieder keinen anderen Zweck verfolgen, als möglichst viele Versuchstiere zu vermarkten, dazu noch Käfige, Tiernahrungsmittel, Bändigungsapparate und verschiedene Folterinstrumente.

Die *NSMR* ist ein voll ausgebautes und ganztätig arbeitendes Propaganda-Ministerium für den Verbrauch von Versuchstieren, als wissenschaftliche und humanitäre Organisation getarnt, wie aus ihrem Briefkopf hervorgeht, worauf folgendes Motto prangt: „Zur Förderung des öffentlichen Verständnisses für die Grundsätze und humanitären Ziele der biomedizinischen Forschung“. Sie hat, durchaus nicht überraschend, ihren Sitz in Washington, 1029 Vermont Avenue NW, einen Katzenschrei vom Kapitol entfernt. So brauchen ihre Lobbyisten nicht einmal ein Taxi zu nehmen, wenn sie, pralle Aktentaschen voller Banknoten unter dem Arm, Senatoren und Kongreßmitglieder aufsuchen. Kein Wunder auch, daß die Clique der Vivisezierer in einem einzigen Jahr (1977) von der amerikanischen Regierung $ 3 Milliarden aus Steuergeldern zur Finanzierung von Tierversuchen erhielt; mehr als in irgendeinem anderen Land. Und dies für eine medizinische „Forschung“, der es gelungen ist, die Lebenserwartung der Amerikaner auf den 17. Rang zu relegieren – hinter Bulgarien, Griechenland und anderen weniger „fortschrittlichen“ Ländern.